国内外残疾人辅助器具
服务保障的对比研究

童世华　彭韩柳依　邓丹枫

董理权　李　玫　谢甘霖　　著

U0245360

北京航空航天大学出版社

内 容 简 介

本书共有 6 章,内容涵盖残疾人和残疾人辅助器具、辅助技术及康复需求等相关概念,分析介绍了我国对于辅助器具服务保障的需求形势、我国辅助器具服务保障体系发展概况,以及发达国家和地区的辅助器具服务保障体系发展概况,并在对国内外发展概况进行对比分析后,提出适合我国发展的辅助器具服务保障体系建设总目标及机制构建思路与方法。

本书聚焦国内外残疾人辅助器具服务保障政策法规,对接我国国情与体制特点,开展对我国残疾人辅助器具服务保障体系的研究,有针对性地对辅助器具政策制度、服务模式、行业发展、人才培养等方面展开研究,且具有时效性,研究成果可为行业内机构、产业、企业等提供参考。

图书在版编目(CIP)数据

国内外残疾人辅助器具服务保障的对比研究 / 童世华等著. -- 北京 : 北京航空航天大学出版社,2023.12

ISBN 978-7-5124-3853-8

Ⅰ.①国… Ⅱ.①童… Ⅲ.①残疾人—康复训练—医疗器械—对比研究—世界 Ⅳ.①R496

中国版本图书馆 CIP 数据核字(2022)第 137374 号

国内外残疾人辅助器具服务保障的对比研究

童世华　彭韩柳依　邓丹枫

董理权　李 玫　谢甘霖　　著

策划编辑　周世婷　　责任编辑　金友泉

*

北京航空航天大学出版社出版发行

北京市海淀区学院路 37 号(邮编 100191)　http://www.buaapress.com.cn

发行部电话:(010)82317024　传真:(010)82328026

读者信箱:goodtextbook@126.com　邮购电话:(010)82316936

北京九州迅驰传媒文化有限公司印装　各地书店经销

*

开本:787×1 092　1/16　印张:9.25　字数:237 千字

2023 年 12 月第 1 版　2023 年 12 月第 1 次印刷

ISBN 978-7-5124-3853-8　定价:39.00 元

前　　言

本书根据《"健康中国 2030"规划纲要》《关于加快发展康复辅助器具产业的若干意见》等政策文件要求,为进一步完善国内残疾人辅助器具服务保障体系,助力国家"健康中国 2030"战略实施而编著。本书拟将深入剖析残疾人辅助器具服务保障现状,推动残疾人辅助器具政策法规完善,促进残疾人辅助器具服务保障体系建设,形成一部以"推动辅具业发展,服务残疾人,助力健康中国"为引领的学术专著。

本书是 2020 年度中国残联课题项下残疾人辅助器具专项研究课题"国内外残疾人辅助器具服务保障对比研究"(课题编号:CJFJRRB43—2020)以及国家重点研发计划"主动健康与老龄化科技应对"项目"残疾人与失能和半失能老年人康复辅助器具评估与适配体系研究与应用示范"(项目编号:2018YFC2002600)的主要研究成果项目。

国务院印发《"健康中国 2030"规划纲要》与《关于加快发展康复辅助器具产业的若干意见》,首次从国家层面谋篇布局康复辅助器具产业,将辅助器具生产及服务纳入《中国制造 2025》行动纲领和国家基本公共服务体系,对今后一个时期我国康复辅助器具产业的发展作出了全面部署。探索建立符合我国国情的辅助器具服务保障体系,并使之能够不断地满足残疾人日益增长的基本辅助器具服务需求,是我们当前和今后一个时期的重要基础性工作,在"健康中国"国家战略中价值和意义重大。

本书的理论意义如下:

① 厘清国内外残疾人辅助器具发展现状,有助于对国内辅助器具的发展进行准确定位;

② 分析辅助器具发展的影响因素,为我国残疾人辅助器具的发展提供建议;

③ 探索出一条我国残疾人辅助器具发展路径,助力"推进残疾人小康进程"。

本书的实践意义如下:

① 为残疾人辅助器具发展提供参考,缩短辅助器具建设探索周期;

② 有助于残联、政府、企业、医疗部门联合推动辅助器具产业发展,引导完善辅助器具服务保障体系;

③ 提升我国残疾人辅助器具建设成效,助力国家发展;

④ 有助于国家《关于加快发展康复辅助器具产业的若干意见》顺利实施,提升

辅助器具产业发展质量，助力国家"健康中国2030"战略实施。

　　本书聚焦国内外残疾人辅助器具服务保障政策法规，对接我国国情与体制特点，开展对我国残疾人辅助器具服务保障体系的研究。全书主要从厘清国内辅助器具需求形势、国内外辅助器具服务保障体系发展概况、国内外辅助器具服务保障特点对比等方面开展研究，有针对性地对辅助器具政策制度、服务模式、行业发展、人才培养等方面展开研究，且具有时效性，研究成果可为行业内机构、产业、企业等提供参考，也可用于完善我国残疾人辅助器具服务保障体系建设，以及促进服务保障水平提升。本书对于理论研究及事件陈述、观点提炼均有深入阐述，希望能帮助行业内各单位、各中心找准结合点、摸清切入点、握准发力点、站稳立足点，找到服务节点建设思路，满足健康中国建设目标要求，找到一条适合我国国情的体系建设之路。

　　本书从选题立项到查找资料、实地调研、进行实践操作、写作直至最后完稿，历时两年有余，书中内容的编写由重庆电子工程职业学院童世华、彭韩柳依、邓丹枫，以及中国残疾人辅助器具中心董理权、李玫、谢甘霖共同完成。我们在编写本书的每一个环节都得到了相关企业和兄弟院校等的支持与帮助，在此表示诚挚的感谢！

　　本书虽然已经完成，但肯定还存在一些缺憾与不足，对许多方面仍需要深入分析和探讨，也需要在今后的工作中不断修正，在此恳请诸位专家批评、指正！

作　者

2022年3月于重庆

目　　录

第1章 残疾人辅助器具的
基本概念和我国需求形势分析

1.1 基本概念

1.1.1 残疾人理论概述

1. 残疾与残疾人的界定

国内学界对残疾人的界定大多采用1990年颁布的《中华人民共和国残疾人保障法》中对"残疾人"的界定。残疾人是指在心理、生理、人体结构上，某种组织、功能丧失或者不正常，全部或者部分丧失以正常方式从事某种活动能力的人。

2001年，世界卫生组织（World Health Organization，WHO）发布的《国际功能、残疾和健康分类》（ICF）提出了"健康要素"分类，即认为人类健康与否取决于四大要素：身体机能（b）是否损伤，身体结构（s）是否损伤，活动和参与（d）是否困难，环境因素（e）是否有障碍，以活动和参与为主线来考量健康。ICF首次提出了环境影响健康，并重新将"残疾"定义为："是对损伤、活动受限和参与局限的一个总结性术语。它表示在个体（在某种健康条件下）和个体所处的情景型因素（环境和个人因素）之间发生交互作用的消极方面。"简言之，功能障碍者（含残疾人）之所以在活动和参与中遇到了困难，是由于个人身体的损伤机能和结构与环境障碍交互作用的结果。ICF在环境因素的第一章里提出了普通产品和普通技术，以及辅助产品和辅助技术构成的人造环境也影响人类健康。

2011年发布的《世界残疾报告》更进一步指出："残疾是人类状况的一部分，几乎每个人在生命的某一阶段都会有暂时或永久性的损伤，而那些活到老龄的人将经受不断增加的功能障碍。"并且，ICF将人类功能问题划分成三个互为关联的领域：损伤、活动受限、参与局限，残疾指在任何一个或者以上在三个功能领域里所遇到的困难。这说明，不仅身体机能和身体结构的损伤是残疾状态，而且活动受限和参与局限也是残疾状态，且与环境有密切的关系。这就把所有人都涵盖到与环境有关的残疾状态里了，亦即站在全社会的立场来看待所有人，从而展现出全新的现代残疾观。在此，使用2011年5月施行的最新版《残疾人残疾分类和分级》标准中对"残疾"的定义：残疾是指身体结构、功能的损害及个体活动受限与参与的局限性。残疾人由于受自身残疾的影响及社会环境的限制，很难像健康人一样参与社会生活，是一个极度困难的弱势群体。

2. 残疾人残疾分类和分级

对残疾人的残疾进行分类和分级，有利于残疾人统计、管理和保障等社会工作科学合理地进行。继 1987 年和 2006 年出台的《第一次全国残疾人抽样调查残疾标准》和《第二次全国残疾人抽样调查残疾标准》之后,《残疾人残疾分类和分级》新标准于 2011 年 5 月开始施行,该标准将残疾人的残疾分为视力残疾、听力残疾、言语残疾、肢体残疾、智力残疾、精神残疾和多重残疾。

（1）视力残疾

视力残疾,是指由于各种原因导致双眼视力低下并且不能矫正或视野缩小,包括盲和低视力两类。双眼视力中以视力较好的一眼为准,最佳矫正视力在无光感～0.02 之间;或视野半径<5 度属于一级视力残疾。最佳矫正视力在 0.02～0.05;或视野半径<10 度者,属于二级视力残疾。若最佳矫正视力在 0.05～0.1 之间,则属于三级视力残疾。若最佳矫正视力在 0.1～0.3 之间,则属于四级视力残疾。一、二级视力残疾属于盲,三、四级视力残疾属于低视力,若任一单眼视力达到或优于 0.3,则不属于视力残疾。

（2）听力残疾

听力残疾,是指人由于各种原因导致双耳不同程度的永久性听力障碍,听不到或听不清周围环境声及言语声,以致影响日常生活和社会参与。我国于 2006 年进行第二次残疾人抽样调查,并对听力残疾进行了分级,见表 1-1 所列。

表 1-1　听力残疾分级表

分　级	较好耳听力损失/dBHL	听觉系统的结构和功能	无助听设备下理解和交流活动	社会参与
一级	≥91	极重度损伤	极度受限	极严重障碍
二级	81～90	重度损伤	重度受限	严重障碍
三级	61～80	中重度损伤	中度受限	中度障碍
四级	41～60	中度损伤	轻度受限	轻度障碍

（3）言语残疾

言语残疾,是指由于各种原因导致的不同程度的言语障碍(经治疗一年以上不愈或病程超过两年者),不能或难以进行正常的言语交往活动(3 岁以下不定残),包括:失语、运动性构音障碍、器官结构异常所致的构音障碍、发声障碍、儿童言语发育迟滞、听力障碍所致的语言障碍、口吃等。言语残疾的分级标准见表 1-2 所列。

表 1-2　言语残疾分级表

分　级	语言功能	语言清晰度	言语表达能力测试水平
一级	无任何语言功能	≤10%	未达到一级
二级	有一定的发声和言语能力	11%～25%	未达到二级
三级	可以进行部分言语交流	26%～45%	未达到三级
四级	能进行简单会话	46%～65%	未达到四级

（4）肢体残疾

肢体残疾,是指由于人体运动系统的结构、功能损伤造成四肢残缺或四肢、躯干麻痹(瘫痪)、畸形等,导致人体运动功能不同程度的丧失以及活动受限或参与的局限。肢体残疾分为四级,其中,一级为不能独立实现日常生活活动;二级为保留残肢少许功能,基本不能独立生活;三级为能部分独立实现日常生活活动;四级为基本能独立实现日常生活活动。

（5）智力残疾

智力残疾,是指智力显著低于一般人水平,并伴有适应行为的障碍。此类残疾是由于神经系统结构、功能障碍,使个体活动和参与受到限制,需要环境提供全面、广泛、有限和间歇的支持。智力残疾的分级标准见表1-3所列。

表1-3 智力残疾分级表

分 级	发展商（DQ）0～6岁	智商（IQ）7岁以上	适应性行为（AB）	WHO-DASⅡ18岁以上/分
一级	≤25	<20	极重度	≥116
二级	26～39	20～34	重度	106～115
三级	40～54	35～49	中度	96～105
四级	55～75	50～69	轻度	52～95

（6）精神残疾

精神残疾,是指各类精神障碍持续一年以上未痊愈,由于病人的认知、情感和行为障碍,影响其日常生活和社会参与。18岁及以上的精神障碍患者根据WHO-DASⅡ分数和适应行为表现进行分级,18岁以下者根据适应行为表现进行分级,具体见表1-4所列。

表1-4 精神残疾分级表

分 级	WHO-DASⅡ/分	适应行为	社会交往和参与	环境支持和他人照料
一级	≥116	严重障碍	轻度障碍	完全依赖
二级	106～115	重度障碍	基本不交往,偶尔被动参与社交	大部分情况下需要
三级	96～105	中度障碍	简单交往,被动参与社交,偶尔主动参与社交	部分情况下需要
四级	52～95	轻度障碍	基本自理,主动参与交往	一般不需要

（7）多重残疾

存在两种或两种以上残疾的为多重残疾,通常按最重类别残疾的分级标准进行分级。如一个人同时有听力和言语残疾,听力残疾为二级,言语残疾为一级,则其所属残疾应定义为一级。

1.1.2 残疾人辅助器具和辅助技术概念的发展和分类

残疾人辅助器具,等同采用2011年发布的第五版 ISO 9999 assistive products for persons with disability — classification and terminology（功能障碍者辅助产品——分类和术语）。根据第三版国家标准 GB/T16432《康复辅助器具分类和术语》,将辅助器具定义为:"功能障碍者使用的,特殊制作或一般可得到的用于如下目的的任何产品（包括器械、仪器、设备和软件）:

——有助于参与性;

——对身体功能（结构）和活动起保护、支撑、训练、测量或替代作用;

——防止损伤、活动受限或参与限制。

　　我国对"辅助器具"的称谓有一个认识过程。1988年,国务院批准的《中国残疾人事业五年工作纲要》中首次提出了"辅助器具"概念,但由于认识不足而未得到推广。1990年,从当时国内情况来看,在制定《中国残疾人事业"八五"计划纲要》(以下简称《纲要》)时,残疾人不知道有哪些器具能帮助他们克服功能障碍,也没有来源提供这些器具。为此,《纲要》大致介绍了肢体残疾、视力残疾、听力残疾、智力残疾所需器具,并冠以"残疾人用品用具"的统称,《纲要》还要求各地残联建立相应的残疾人用品用具服务站来为残疾人提供用品用具,使得"残疾人用品用具"成为专用名词并被认可。1996年,等同采用第一版国际标准ISO 9999:1992的国家标准GB/T 16432《残疾人辅助器具分类》发布后,"辅助器具"的称谓得以广泛应用,各地残联的"残疾人用品用具"均更名为"残疾人辅助器具"。应该指出,英文的Assistive Device(辅助器具)是专指为功能障碍者提供的器具,并可省去定语"功能障碍者(for persons with disability)",不会出现歧义;而香港特别行政区称其为复康用具,台湾地区称其为辅具,都没有任何前缀。

　　辅助技术是1988年美国公共法100-407提出后,在1998年辅助技术法案中获得肯定的,定义为"用于辅助技术装置和辅助技术服务的设计技术",即辅助技术是由辅助技术装置的技术和辅助技术服务的技术构成。辅助技术服务(Assistive Technology Services,ATS)被定义为:直接帮助功能障碍者选择、获取或使用辅助技术装置的任何服务,我国称其为"辅助器具适配服务",目的是解决功能障碍者与辅助技术之间的匹配问题。Cook等在《辅助技术原则与实践》第3版中指出:"帮助个人进行功能性活动的技术被称为辅助技术"。在第4版中,Cook等将辅助技术定义为"专供残疾人和老年人获取并使用的所有产品、环境改造、服务和过程"。在最新的第5版中,Cook等对辅助技术的定义引用了美国1998年辅助技术法案和《国际功能、残疾与健康分类》(International Classification of Functioning, Disability and Health, ICF)。国际物理医学与康复医学专家Delisa在2011年出版的《物理医学与康复医学理论与实践(第5版)》中指出:"什么是辅助技术(AT)? 简言之,辅助技术是一种工具,用于帮助功能障碍者来完成每天的任务。如穿衣服,走来走去或控制环境、学习、工作,或从事休闲活动。作为一种工具,辅助技术与用锤子来砸一个钉子没有区别。"众所周知,要用锤子把钉子砸入物体里是需要技术的,仅有锤子和钉子两种器具是不行的,操作不好会砸到手或砸飞钉子,这就是器具与技术的关系。Delisa还指出,近年来,辅助技术的概念已经扩大到任何技术,只要它能改善一个人的功能。2020年2月,人力资源和社会保障部将康复辅助技术咨询师正式纳入国家职业分类目录。该新职业的核心是"辅助技术",与国际相关理论接轨,标志着我国政府对国际通用术语"辅助技术"的肯定。

1. 对辅助器具和辅助技术的认识过程

(1) 第一阶段(早期):不重视工程技术

　　1946年发布的《世界卫生组织章程》第一章明确,WHO的目标是使所有人实现尽可能最高的健康水平。1948年,在第一届世界卫生大会上批准WHO临时委员会的建议:"对因事故、战争或疾病而丧失工作能力的人的康复是公共卫生组织的一个方面,世界卫生组织可以根据要求提供信息。"当时主要面对的是肢体残疾人康复。1952年,在WHO第五届大会上发布的《肢体残疾人康复的国际协调计划》提出,肢体残疾人的康复只能通过医疗、教育、社会和职业服务相结合为一个团队一起工作,才能成功地完成。这就是著名的"四大康复"起源。1969年,WHO医疗康复专家委员会的第二个报告将康复定义为"适用于残疾,这是综合和协调地使用医疗、社会、教育和职业措施来培训或重新训练个人,使其达到最高水平的功能能力",再次肯定了四大康复措施,其中不包括康复工程,更没有辅助技术。当时的国际康复界通常认为,康复工程只是医疗康复的一个辅助手段,与物理治疗(physical therapy,PT)、作业治疗(occupational therapy,OT)、言语治疗(speech therapy,ST)、假肢与矫形器(prosthetics and orthotics,P&O)类似。但 WHO 成立后,就遇到两个公共健康挑战:其一是第二次世界大战结束后许多国家有大量伤残军人;其二是 20 世纪 50 年代后,许多孕妇由于服用"反应停"导致多国出现"海豹肢畸形"残疾儿童。这两类残疾人的康复,主要依靠器具帮助,如假肢、矫形器和轮椅,从而催生了新兴学科"康复工程"的问世。

(2) 第二阶段(中期):认识到残疾人需要康复工程

Clifford 在 Cooper 等编写的《康复工程导言》的序言中指出,术语康复工程(Rehabilitation Engineering,RE)是 Jim Reswick 于 20 世纪 70 年代提出的。Reswick 1979 年在北美康复工程学会(Rehabilitation Engineering Society of North America,RESNA)筹备会议上当选为首任主席,随后在美国政府资助下成立 5 个康复工程中心。随着康复工程被纳入美国"康复法 1973",标志着术语"康复工程"被肯定。美国退伍军人管理局及国家残疾和康复研究所对促进康复工程发展做出了贡献。20 世纪 60—80 年代,各国康复工程人员为残疾人康复研究并开发了很多先进的产品,如肌电假手、电动轮椅、环境控制系统等。这些针对残疾人的产品需要标准化,为此,国际标准化组织(International Organization for Standardization,ISO)于 1978 年成立了 TC173 残疾或残障人士的技术系统及辅助器(technical systems and aids for disabled or handicapped persons),明确指出这些产品是供残疾人使用的,依据是 1976 年 WHO 发布的《国际残损、残疾和残障分类》(International Classification of Impairments,Disabilities,and Handicaps,ICIDH)。TC173 于 1981 年成立分技术标委会,SC2 分类和术语(classification and terminology),历时 12 年于 1992 年发布第 1 版 ISO 9999 残疾人技术辅助器——分类(Technical aids for disabled persons — Classification),该国际标准就是第二阶段认识的反映,标志着残疾人需要康复工程为国际所认可。

(3) 第三阶段(近期):认识到功能障碍者需要辅助技术

Clifford 还指出,研究和开发是 20 世纪 70 年代康复工程的主要焦点,但从 80 年代中期开始强调提供服务,到 90 年代中期,提供服务已成为 RESNA 和该领域的重点。实际上,强调服务最早出现在美国"康复法 1973"里,在该法里,"康复工程"出现了 8 次,其中 6 次是"康复工程服务",显然这就是辅助技术服务的前身。由此反映出国际康复界已经认识到仅有康复工程理论研究和产品开发,而服务未跟上,并不能使残疾人真正受益,不能解决社会问题。1988 年,美国公共法 100-407 里首次提出术语"辅助技术",以及"辅助技术装置"和"辅助技术服务","康复工程"并未出现,标志着"辅助技术"新术语的诞生。1991 年,WHO 总干事报告《残疾的预防和康复》指出,视觉、听觉和运动三种残疾需要适宜的辅助器具。1995 年 6 月,RESNA 更名为北美康复工程与辅助技术学会(Rehabilitation Engineering and Assistive Technology Society of North America),缩写 RESNA 不变,并于当年启动为提供辅助技术服务的专业人员制定的认证计划。2001 年 WHO 发布 ICF,在环境因素里提出辅助产品和辅助技术构成的人造环境也影响人类健康,是对术语"辅助技术"的肯定。2004 年,WHO 秘书处报告《残疾,包括管理和康复》指出,提供轮椅、脊髓灰质炎致残患者用的矫形器以及截肢者用的假肢等辅助性器材,对实现残疾人机会均等至关重要。2011 年,WHO 发布的《世界残疾报告》更明确指出,康复措施主要是康复医学、治疗学和辅助技术,从而将辅助技术提高到功能障碍者康复的三大措施之一,标志着辅助技术为国际所认可。从术语"康复工程"向术语"辅助技术"的过渡,反映出人们残疾观的转变:从以工程师为中心的康复工程转向以功能障碍者为中心的辅助技术。第三阶段认识的标志是第 3 版 ISO 9999:2002 残疾人技术辅助器——分类和术语(Technical aids for persons with disabilities—Classification and terminology)将第 2 版中的 disabled persons(残疾人)改为 persons with disabilities(功能障碍者),即辅助技术的服务对象已经从残疾人扩大到功能障碍者。

(4)第四阶段(最近):认识到人类健康需要辅助技术

2017 年,WHO 发布了《健康服务体系中的康复》,将康复提高到为健康服务的内容之一,而不仅针对残疾人。康复被重新定义为:一套干预措施,旨在使有健康状况的个体在与他们所处的环境交互作用的过程中,使功能最大化并降低功能障碍的影响。《世界残疾报告》中已明确指出干预措施包括辅助技术。健康状况包括老龄化,已是人类健康的共性问题,失能是多数老年人的共同特点。2016 年,WHO 发布的《关于老龄化与健康的全球报告》指出,健康老龄化定义为发展和维护老年健康生活所需的功能发挥的过程。显然,健康老龄化需要辅助技术。Ivanoff 等通过研究瑞典老年人使用辅助器具的情况,发现辅助器具的使用者随着年龄的增长而增加:70 岁时有 1/5 的人使用辅助器具,76 岁时几乎有一半的人使用,85 岁时有 74% 的人拥有一种或多种辅助器具,到 90 岁时使用辅助器具的人占 92%。Eek 等指出,在 85 岁以上的瑞典老人中,有 77% 的使用辅助技术。越来越多的体弱老年人关注辅助技术。为此,2018 年第 71 届 WHO 大会讨论的 7 个议题中就有辅助技术。大会指出,估计 10 亿人需要获得辅助器具,到 2050 年将上升到 20 多亿人。大会通过总干事报告《增进获得辅助技术》,提出辅助技术是健康技术的一个分支,涉及辅助产品及相关的系统和服务,目的是使人们维持或者改善功能,从而增进福祉,将辅助技术提升到作为全人类的健康技术之一。该报告在我国迅速引起反响。2019 年,WHO 发布《辅助技术的全球远景》,在"需求与供应"部分介绍了全球对辅助技术的大量需求。2019 年《西太平洋地区康复框架》指出,对于许多有残疾和健康问题的人士来说,如欲发挥其全部潜力,辅助产品必不可少。这说明个人只要在进行功能活动时遇到困难,就都可能需要辅助技术促进康复,包括那些年龄未到老年、功能减退不构成残疾的"健康人"。对辅助技术最新认识的标志是即将发布的第 7 版 ISO 9999 辅助产品——分类和术语(Assistive products — Classification and terminology),删除了第 6 版中的 for persons with disabilities,这标志着辅助产品的服务对象已经扩大到全人类。

WHO 成立后的 70 多年中,人们对辅助技术的认识随着对康复认识的深入而改变:从早期的不重视,到中期残疾人需要康复工程,再到近期功能障碍者需要辅助技术,而最新的认识是全人类的健康都需要辅助技术。

为推动康复辅助器具产业的发展和科学管理,加强康复辅助器具产品服务规范化引导,民政部参照国际标准 ISO9999:2011,并结合我国康复辅助器具行业实际,于 2014 年 6 月 4 日正式发布了《中国康复辅助器具目录》。该目录坚持立足中国国情和与国际接轨的原则,遴选我国境内生产、供应和使用的 538 类康复辅具产品,在参考国际标准的基础上,将其划分为 12 个主类、93 个次类,产品涉及功能障碍人士的工作、学习、生活和社会交往等各个方面,并将国内市场已普遍使用并能保证供应和配置的产品定义为"普适型产品",充分考虑了功能障碍人士的实际需求。该目录发布后,将在引导和规范康复辅助器具产业发展方面具有多重作用。一是提高康复辅助器具产业社会认知度,促进社会各界对康复辅助器具产业发展的关注和参与。二是完善康复辅助器具产品分类、名称等基础性技术规则,有助于规范市场和行业。三是提供目前国内可生产、供应和使用的康复辅助器具产品主要目录,有利于引导企业生产和市场供应,便于人们对照选用各类康复辅助器具产品。四是完善我国康复辅助器具产品体系,为社会保险、司法鉴定、政府补贴等政策制度中,赔偿或补贴配置康复辅助器具提供了权威的产品信息。

残障人康复辅助器具的主要作用有三个方面:一是自理生活的依靠。辅助器具涉及起居、洗漱、进食、行动、如厕、家务、交流等生活的各个层面,是发挥功能障碍者潜能、辅助自理生活的重要工具。二是全面康复的工具。辅助器具涉及医疗康复、教育康复、职业康复和社会康复的各个领域,是康复必不可少的工具。三是回归社会的桥梁。2001 年 5 月 WHO 发布的《国际功能、残疾和健康分类》中强调,个人因素和环境因素与残疾的发生和发展,以及与功能的恢复和重建都有密切关系,其中环境因素对残疾人康复和参与社会生活具有重要作用。如社会给截瘫者提供了轮椅,他们可以走出家门;当他们走出家门面对一个出行有坡道、上下楼梯有升降装置的无障碍环境时,才能实现正常参与社会生活的愿望,因此辅助器具是构建无障碍环境的通道和桥梁。

2. 辅助器具的分类

各类辅助器具是根据不同的障碍情况而设计的产品,它们是现代技术和材料在解决功能障碍者需求上的集成和应用。很多产品可以起到保护、固定和改善状况的作用,很多产品可以补偿或维持现有状况,还有些产品能起到代偿的作用。在国外如日本和美国专门介绍辅助器具的网站上,可以查询到的产品种类已经超过了两万种。为了便于查询,不同的地区和使用者按照不同的原则对辅助器具进行了分类。肢体类辅助器具大致分为以下几类:

个人移动类辅助器具:是协助个人移动的产品。当患者因为疾病导致平衡或稳定度较差,或因关节疾患而无法承受全部体重,或是须通过分担下肢所承受的体重来减少疼痛或减缓疾病的进行时,便可以考虑给予移动辅助器具来增加患者走路的功能,如脑卒中、退化性关节炎、截肢、周围血管疾病、骨科术后患者等。最常见的个人移动类辅助器具则是各种类型的轮椅、拐杖和助行器、移位机等。

生活类辅助器具:是实现残疾人生活基本需求的辅助器具,是可以辅助功能障碍者最大限度地实现生活自理的各种类型的辅助器具,有些可以在市场上购买,有些需要求助专门的辅助器具服务机构,还有些可以就地取材自己制作,包括进食类、炊事类、更衣类、入浴类、梳洗修饰类辅助器具等。

假肢、矫形器:假肢、矫形器是定制类辅助器具,它们要由受过专门训练的假肢/矫形器专业人士在具备专业设备的车间进行设计、制作和装配。假肢是发展最早的辅助器具,目前国内的假肢装配机构很多,截肢者可以及时得到与国际发展同步的各种型号的假肢装配服务,各级政府和社会也一直在开展针对贫困残疾人的假肢装配救助服务。矫形器是使用比较广泛的辅助器具,它可以起到保护、固定和支撑等作用。

护理防护类辅助器具:是具有护理和保护功能的辅助器具,有护理床、卧位姿势变换体位调节垫、床边扶手、防褥疮床垫坐垫、绳梯等。

信息和沟通交流类辅助器具:包括握笔辅助器具、加粗或加重的笔、交流板、特制电脑鼠标及键盘、学习软件等辅助器具。各种操作电脑的辅助器具可以让肢体障碍者也能借助电脑与世界沟通,多数电脑辅助器具要根据使用者的具体情况,在设计的基础上选择,很多时候需要专门定制,还需要配备相应的桌椅。

环境改善类辅助器具:是用于环境改善而保护残疾人免受环境影响的辅助器具,包括能满足残疾人无障碍出行及家居生活的无障碍设施,如便携式坡道、无障碍扶手、测量仪器等辅助器具。

1.1.3 辅助器具评估适配的概念

辅助器具本身并不是一个产品,它只有将人、器具、活动、环境结合为一体,才能发挥其效能的最大化。配置辅助器具不只是提供产品,还包括为了让残疾人获得适合的辅助器具而采取的系列服务。辅助器具评估适配服务,是对功能障碍者的潜能评估、对使用环境的评估和对辅助器具使用效果而进行的评估。辅助器具适配评估服务的目标分为生活自理、回归社会、职业重建三个层次。评估选择的辅助器具对使用者是否合适,除了要适合使用者的身体状况及使用环境外,还要有利于其残余功能和身体潜在能力的发挥。辅助器具评估要重点评估以下六个方面,包括目标、环境、潜能、障碍、愿望及护理者能力。辅助器具评估,一要评估辅助器具使用者的身体功能及其潜在的能力,二要评估使用者辅助器具使用的目的和使用环境,三要评估辅助器具使用者配置的辅助器具是否有益于其身体潜能的发挥,是否与辅助器具应用的环境相适应。对于存在肢体功能障碍的残疾人来说,在选择辅助器具时要最大限度地帮助其实现生活自理和扩展其生活空间,使其参与和融入社会生活。辅助器具适配的前提是以评估为基础的,个体障碍不同,所需的辅助器具不同;障碍相同,所需的目标不同,所需的辅助器具也不同。辅助器具的评估与辅助器具需求者的年龄、文化背景、家庭支持力度、身体功能障碍、个人的人生目标等因素相关。

辅助器具使功能障碍者的健康达到尽可能高的良好状态。《世界残疾报告》指出,残疾是人类状况的一部分,几乎每个人在生命的某一阶段都会有暂时或永久性的损伤,而那些活到老龄的人将经受不断增加的功能障碍。任何人只要功能性活动有困难,就属于健康出现问题。为使健康恢复或达到尽可能高的良好状态,就需要辅助技术。目前,对肢障、视障、听障、语障者的活动和参与困难,都可以通过辅助技术来改变残疾状态,如肢障者的假肢、矫形器、自助具、助行器、轮椅等,视障者的助视器、导盲装置、语音手机、读屏软件等,听障者的助听器、电视字幕、闪光门铃等,语障者的沟通板等。

辅助器具帮助功能障碍者参与活动并参与为社会做贡献的活动。《社区康复指南》指出:"对许多残疾人来说,获得辅助器具是必要的,而且是发展战略的重要部分。没有辅助器具,残疾人很难接受教育或工作,以致贫困将继续循环下去。辅助器具的好处也已越来越多地被老年人认可,作为促进健康和预防的策略。"著名天体物理学家霍金既不能说话,又不能行动,生活完全不能自理,属于极重度残疾人,但在现代辅助技术的帮助下,他对世界做出了巨大贡献。实际上,很多残疾人都有为社会做贡献的愿望,也都有潜能,只是苦于不知道有什么辅助器具能帮助他们康复。残疾人未能激发潜能做出贡献,不能归咎于残疾人,而要归咎于环境。创建无障碍环境是现代社会对残疾人应尽的责任和义务,这就是现代残疾观。

1.1.4 辅助技术的分类

Delisa 指出,一般倾向于将辅助技术分为两大类:低技术和高技术。低技术的器具倾向于简单、不用电的器具,例如肢体障碍者的拐杖和自助具、言语障碍者的图片沟通板,以及视觉障碍者的放大镜等,都属于低技术类。所谓高技术的器具的典型描述就是复杂的、含电子器件的器具,例如电动轮椅、电脑,或为言语障碍者提供的语音沟通板。这些器具通常都比较昂贵,而且常常需要对功能障碍者进行多方面的训练,才能保证功能障碍者发挥全部潜能。Delisa 在书里介绍了 6 种辅助技术及其与 ICF 的关系,简介如下:

(1) 行动能力缺损的辅助技术

行动能力缺损的辅助技术是针对 ICF 中"活动和参与"的行动困难(d4)。解决行动困难的低技术方法如改变身体基本姿势可用抓梯、移位带、自立式扶手、支撑扶手;对下半身行动能力缺损者可用手杖、肘拐、助行器、手动轮椅等,而对上半身行动能力缺损者可用固定把手、球形手柄、曲柄把手等。高技术的方法对下半身行动能力缺损者可用电动轮椅、代步车、汽车改装等;对上半身行动能力缺损者可用替代键盘或操纵杆,或通过非常精细的动作如眨眼或单个肌肉跳动激活访问电脑。

(2) 沟通失调的辅助技术

沟通失调的辅助技术是针对 ICF 中"活动和参与"的沟通困难(d3)中的言语障碍(d330)。这类辅助技术称为 AAC 系统(增强和替代沟通系统)。低技术方法是用文字或图片沟通板,既简单又实用。高技术方法,如用便携式语音沟通板,对于完全无法说话者,只要用手按图标(如表达吃饭、喝水等)即可发出图标内容的声音,非常方便。

(3) 视觉障碍的辅助技术

视力缺损这个术语,技术上是指包括从低视力到全盲的各种程度的永久性视力损失。视力缺损的辅助技术是针对 ICF 中"活动和参与"的沟通困难(d3)中的视觉障碍(d315)。低视力是指视力损失严重到足以妨碍每天任务的完成,但仍然有一些有用的视力分辨能力。低视力不能用正规的眼镜或隐形眼镜来矫正到正常状态。低技术方法是用放大镜、望远镜、大字印刷品,以及盲文点字信息,如盲文文本,对于许多想阅读印刷材料的人来说,仍然是首选。而具有内存功能的语音书籍对严重视力缺损者是另一种容易又有效的资源。高技术方法包括一台电脑以及带有语言合成器和读屏软件的成套设备,而屏幕放大软件对低视力者操作电脑是有用的。

(4) 听觉障碍的辅助技术

对聋人或听力困难者,听力损失有两个主要影响:缺少听觉输入和监控语音输出,对应于 ICF 中"活动和参与"的沟通困难(d3)中的听觉障碍(d310)。低技术或无技术的方法包括用手语或其他口头语言的视觉表现形式,或提供打印格式的信息。另一个最新的适应产品是电脑辅助的实时翻译,由受过专门训练的打字员迅速把讲演者的话语输入电脑中,然后投射到监视器或其他显示器上,为听觉障碍者提供信息。此外,还包括用闪光来提示某种警报(火灾、大雷雨)、提示电话铃声,或提示某人在门外。

(5) 学习和认知障碍的辅助技术

儿童和成人所表现出来的多种学习和认知能力缺损都是由于先天或后天发育性功能障碍引起的。学习和认知辅助技术是针对 ICF 中"活动和参与"的学习和应用知识(d1)及主要生活领域的教育(d8)遇到了困难。对于那些有学习功能障碍的人,可以从辅助技术的解决方法中获得广泛的能力。低技术方法包括非常明亮的单色胶带、握笔器、大字课本,以及其他容易制作的认知玩教具,如识别各种几何块的颜色图片,以及重要时间、地点和活动的提醒表,还可以用记号笔来加亮。如语音识别软件能把一个人对麦克风说的单字、短语和句子输入标准的电脑文字处理程序中,如微软文字,该软件既适合于那些不能用手来打字的行动能力缺损者,又适合有学习功能障碍、明显不能开发识字能力的人,还有的软件具备短期识别功能,当认知障碍者打出一个单字的首个或前几个字母时,其就能预知他们试图拼写的单字或短语,最新的技术开发包括了手持式个人数字助理 PDAs,它能为认知障碍者提供听觉提示,提醒某人下一步需要做什么。它能用于某件简单的职业任务,如擦地板;也能用于复杂的任务,如提示某人解一道数学问题的步骤。这个软件的最新版本已把声音提示和视觉提示结合到一起了。

(6)生活自理障碍的辅助技术

生活自理障碍的辅助技术是针对 ICF 中"活动和参与"的自理困难(d5)。解决生活自理困难的低技术方法如辅助进食的加重勺、带挡边的盘子、防洒碗;个人卫生的淋浴椅和长柄头发刷子;用来写字和绘画的指笔器;穿衣物的穿袜器和单手系扣钩等。这类器具包括电视机、录影机、立体音响、电灯、电话、门、电动床等,用于提高生活自理障碍者日常生活的独立性。

1.1.5 辅助技术服务的概念

1. 定 义

辅助技术服务(Assistive Technology Services,ATS)是美国 1988 年由《公共法 100-407》提出的,经《1998 年辅助技术法案》再次肯定,并被定义为:直接帮助功能障碍者来选择、获取或使用辅助技术装置的任何服务。这一定义已被国际认可和广泛采用,其内容包括:

- 功能障碍者的需求评估,包括功能障碍者在其习惯环境中的功能评估;
- 购买、租赁或其他的为功能障碍者提供购买辅助技术装置的服务;
- 选用、设计、装配、定制、适配、应用、维护、修理或更换辅助技术装置的服务;
- 协调并使用其他治疗、干预或辅助技术装置服务,如治疗、干预,或与教育、康复计划相结合的服务;
- 为功能障碍者,如果合适的话,也为功能障碍者的家庭成员、监护人、支持者,或功能障碍者认可的代表提供培训或技术支持;
- 为专业人士(包括提供教育和康复服务的个人)、雇主,或其他为雇主服务的个人,或者其他实质上参与了功能障碍者的主要生活功能的人提供培训或技术支持。

上述内容可以归纳为:①功能障碍者的需求评估和功能评估;②获得辅助技术装置;③选择设计、修理和制作辅助技术装置;④协调辅助技术服务与其他治疗;⑤训练功能障碍者和家属及有关人士。这 5 项内容也正是我国近 20 年来辅助器具工作者对残疾人所做的工作,我国的称谓是"辅助器具适配服务",定义是一样的,即直接帮助残疾人来选择、获取或使用辅助器具的任何服务,故本章中"辅助技术服务"与"辅助器具适配服务"经常交叉出现。

2. 辅助技术服务的对象

(1)辅助器具需求者

自从人类出现后就存在功能障碍者(含残疾人),为了实现活动和参与,他们在一定程度或时间上都需要辅助器具的帮助。因此,辅助技术服务的对象有:肢体功能障碍者、听觉功能障碍者、视觉功能障碍者、言语功能障碍者、智力功能障碍者、精神功能障碍者和其他功能障者。深圳的调查数据显示,肢体、视力、听力残疾人对辅助器具的需求率均高于 70%。此外,Grt 等人研究了瑞典老年人,包括有功能障碍的老年人,使用辅助器具的情况,70 岁以上使用辅助器具的占 21%,而 76 岁时就提高到 43%,86 岁时为 69%,到 90 岁时使用辅助器具比例高达 92%。可见,年龄越大越离不开辅助器具。

（2）辅助器具服务人员

辅助技术服务不仅仅是针对有辅助器具需求的功能障碍者,还应该包括直接为功能障碍者提供康复服务的所有人员,他们都需要接受辅助器具知识及相关政策的培训。他们是辅助器具服务的功能障碍者家属、护工及监护人、社会工作者、临床医生（与障碍疾病相关科室）、学校教师及相关工作人员、公共服务的政府工作人员和其他相关人士。

3. 辅助技术服务的层次

辅助技术服务的层次因对象、范围、辅助器具及资源的需求不同而有不同的工作内容。辅助技术服务的两端分别是服务的接受者和服务的提供者。根据上述两类不同的辅助技术服务对象,相应的辅助技术服务包含两个层面:第一层面是面向功能障碍者（需求者）而开展的个性化服务,第二层面是面向个性化服务提供者而开展的支持性服务。

（1）提供个性化服务——面向辅助器具的需求者（第一层面）

第一层面的服务接受者是辅助器具需求者,即功能障碍者（含残疾人）,服务提供者是辅助器具服务人员、各类康复治疗师、社工、临床医生、心理咨询员,以及基层残疾人协会的专职委员、辅助器具服务商的技术人员等。内容是个性化服务。由于辅助器具需求者的个体差异大,需要提供多样的辅助技术服务才能满足个性化需求。因此,个性化服务的内容包括但不限于:

- 评估服务,包括需求评估、功能评估、辅具评估、环境评估;
- 适配服务,包括辅具的选用、设计、装配、定（改）制;
- 适应性训练;
- 居家环境改造;
- 人—机—环境结合检验;
- 辅助器具的保养、维修或更换的服务;
- 辅助器具的购买、租赁或其他提供购买的相关服务;
- 协调其他康复治疗、服务中使用辅助器具的服务;

其他服务项目还有:辅助器具宣导服务、需求筛查、咨询服务、个案服务、转介服务、心理辅导服务、定改制服务。

（2）提供支持性服务——面向辅助器具服务人员（第二层面）

第二层面的服务接受者是辅助器具服务人员,服务提供者是辅助器具管理人员或外聘专家,内容主要是培训服务和管理服务。针对一线服务人员,他们如何掌握评估技术,如何了解补助政策,如何找寻资金,如何找寻到可用辅助器具,如何找到可靠的服务厂商等,都需要一系列的支持性服务。而他们的需求也正是上级管理部门、科研机构、厂商、专家督导团队等需要研究和分析的内容。只有有效地提供并满足他们的需求,形成第一层面和第二层面的完整服务链,才能使一线服务成为"有米之炊"。因此,支持性服务也非常重要,其服务内涵包括但不限于:

- 研究辅助器具补助政策、提供一线服务所需的且可操作的政策支持;
- 提供当地服务所需的辅助器具产品资源,使一线服务人员有物可用、有物可选;
- 组织专家团队,及时进行技术培训和督导,提升一线服务人员的专业水平;
- 组织、培育各类辅助器具服务机构,使专业机构提供的专业服务满足一线服务需求;
- 积极筹措资金,及时提供一线服务所需的辅助器具服务资金;
- 组织搭建辅助器具产业平台,发动科研机构、厂家积极研发生产更实用的产品;
- 开展服务绩效评估,确保服务的有效性并符合成本效益原则。

4. 辅助技术服务的特点

辅助技术服务也是众多服务中的一种。除了具有服务的过程性、无形性、不可分离性、可变性及非储存性的共性特点外,还要考虑功能障碍者与辅具之间、与环境之间所产生的联动服务。辅助器具的服务不同于一般商品的售后服务,而是售前、售中、售后均要服务,甚至是终生服务。正因为是个性化产品的适配服务,且专业性和技术性都很强,所以才提出了"辅助技术服务"的术语。其特点如下:

(1)独特性

每位功能障碍者的障碍不同、需求不同、所处环境不同,需要的辅具不同,则提供的适配服务也不同。关注使用者需求比关注辅具本身更为重要,因此,需求识别、分析到位是辅具服务的良好开端。独特性是辅助技术服务的最主要特点。

(2)多样性

多数功能障碍者不是只有一种困难,需要一种辅具。特别是老年人,随着器官老化,活动困难增加,需要多种辅具,因此需要多样性服务。

(3)连续性

功能障碍者的辅助技术服务,一旦开案就需要连续服务,包括评估、适配、训练、维修等,直至获得满意的辅具,此后还要提供定期跟踪服务。

(4)长期性

由于功能障碍者自身的机能损伤和结构损伤是永久的,而且随着年龄的增长,能力及需求不断变化,因此,辅具服务一定是长期的,甚至是终生服务。

(5)专业性

辅助技术服务从开案到结案包括很多环节,需要很多专业知识,以及不同专业人士组成的专业团队来实施服务。为此,对从事辅助技术服务的人员,特别是辅具评估人员,必须经过专业培训并取得资质认证,才能保证服务质量。

5. 辅助技术服务的原则

Cook在第4版《辅助技术:原理与实践》中强调了提供辅助技术服务的几个原则,简介如下。

(1)服务过程以人为中心

服务过程是以人为中心,而不是以辅助技术为中心,这是辅助技术服务的首要原则。即不能要求功能障碍者来适应辅助技术,相反,是要用辅助技术来满足功能障碍者在必要环境下从事某种活动的需求,为此,在辅助技术服务中,功能障碍者不仅是被服务的对象,而且是服务的参与者,只有这样才能做好辅助技术服务。特别是涉及需要开发新产品时,如果没有功能障碍者的参与,就不可能达到预期的目的。

（2）服务结果是使人能够参与期望的活动

在辅助技术服务中,服务人员经常会满足于教会功能障碍者使用辅助器具,其实这是不对的。与第一原则中的误区类似,这种误区属于又回到了以辅助技术为中心,以为只要教会功能障碍者用辅具,服务就结束了。所以,第二原则是需要在提供服务前充分了解功能障碍者想要和需要什么活动,然后通过辅助技术实现,而不仅是简单地提供辅具的使用。如果仅仅教会功能障碍者用辅具,但在今后的活动和参与中不能满足其需要,仍然会导致辅具被弃用。

（3）提供服务是"证据—知情"过程

既要用以往的数据来证明提供的服务对功能障碍者是最适用的,特别是对初次和正在使用的辅助技术提供必要的培训和支持,并充分评估该技术的结果,才能使功能障碍者真正受益。

（4）以合乎道德的方式提供辅助技术服务

伦理过程包括多种观点:专业或临床伦理规范,体现有益和无害的原则,以及更广泛的哲学和伦理世界观。这些世界观说明应当创建一个包容性社会,使所有人能够有意义地融入社会。

Cook 指出,虽然存在不同道德准则,如来自北美康复工程和辅助技术协会（RESNA）、加拿大职业治疗师协会、美国物理治疗协会、世界物理治疗联合会和瑞典职业治疗师协会等,但这些准则有许多共性,特别是善行原则（只做善事）和无害原则（不做伤天害理的事）是最突出的。Cook 推荐的 RESNA 道德准则如下:

RESNA 道德准则

RESNA 是促进康复和辅助技术的跨学科协会。它坚持并倡导最高道德标准的行为,其成员要做到:

- 从专业角度维护被服务人员的最大福利;
- 只从事他们权限范围内的工作,并保持高标准;
- 确保用户特许信息的机密性;
- 不参与任何构成利益冲突或对职业产生不利影响的行为;
- 寻求应得的、合理的服务报酬;
- 向大众宣传和教授有关康复和辅助技术的知识及其应用;以客观和真实的方式来公开发言或陈述;遵守指导该行业的法规和政策。

（5）以可持续的方式提供辅助技术服务

一般来说,可持续服务意味着对需要提供辅助技术产品和服务的人,要确保使他能够及时和持续地获取产品和服务。这个基本观点在资源充裕和资源贫乏的经济体中有所不同。许多资源充裕的国家面临众所周知的人口老龄化,其中老年人（即年龄超过 75 岁的人）的比例增幅最大。这些人的残疾发生率更高,包括多重残疾,并占医疗保健开支的最大比例。而发展中国家的卫生保健成本很高,目前的系统不可持续。

6. 辅助技术服务的目标

辅助技术服务的目标是为功能障碍者提供适用的（appropriate）辅助器具。至于何谓适用的辅具,可参考 WHO 在《轮椅服务初级教程》里对适用的轮椅的定义。"适用的辅助器具"是指:"能够满足使用者需求以及环境状况的辅助器具,是适配的、安全耐用的,国内可得到,而且是以经济和实惠的价格购买和维修,并能持续地提供服务。"WHO 在《社区康复指南》中指出,许多类型的技术不适合于农村、边远地区和低收入国家。然而,"适用技术"是要考虑影响社区和个人的环境、文化、社会和经济因素而设计的技术。适用技术满足人们的需求,它采用当地的技能、工具和材料,而且是简单的、有效的、用户负担得起的和能为用户接受的。辅助器具应当经过仔细的设计、生产和选择,以确保它们能满足这些准则。可见,并不是功能越全、价格越贵的辅具越适用,辅具是否适用要经过专业人员的评估。

(1) 适用的辅助器具

1) 满足使用者的需求

功能障碍者对辅具的需求可以分为主观需求和客观需求。所谓主观需求是指功能障碍者对失能的自我评价和对辅具的认知。而客观需求是指专业人员对功能障碍者的评估和建议,其间有时差异很大。例如,70 岁以上的老人,一旦出现步履蹒跚的轻微平衡障碍时,要及时配备手杖,这是针对移动障碍最重要的也是最简单的辅助技术。而对轻度中风患者更要及时配备四脚手杖或助行器,特别是有跌倒史的老人,这些都是客观需求。然而,实际上,许多中国老人由于爱面子和逞能的心理,主观认为不需要,不使用辅具而导致骨折甚至偏瘫的惨痛教训数不胜数。

2) 适用于使用者的环境

如同样是轮椅使用者,生活在城市里和在农村里的人士,由于使用的环境不同,对轮椅的要求差异很大。运动轮椅与生活轮椅的差别更大,如竞速轮椅、篮球轮椅、网球轮椅、羽毛球轮椅等都因使用环境不同,其结构和功能也不同。

3) 当地或国内能得到并能提供持续的服务

因为辅具一旦使用,对重度功能障碍者,即残疾人来说,一般情况需要提供终生服务。如果当地或国内买不到,或不能提供持续服务,就不是适用的辅具。

4) 使用者买得起

经专业人员评估后给出的辅具处方,必须是功能障碍者可以负担得起或者通过其他途径(政府资助、保险或基金资助等)能解决所需经费。如果使用者买不起,也不是适用的辅具。

5) 与使用者适配

辅助器具要与使用者适配是一个纯技术问题,需要专业人员评估后,才能选出适合使用者的适配辅具。

(2) 适配的辅助器具

适配的辅助器具是适用辅助器具的技术要求。至于何谓适配的辅具,只能根据需求来规范。辅具的目的是作为环境因素(e)的一部分,弥补身体结构(s)和身体机能损伤,还要克服环境(e)的障碍,从而实现活动和参与(d)来改善身体健康,这才是适配的辅具。为此,提供适配辅具的 4 点要求如下:

1) 辅具要弥补身体结构的损伤

ICF 结构损伤提供辅具时,辅具要与身体结构,如使用者的身高、体重、体宽等身体结构适配,如果长期使用与身体结构不适配的辅具,会导致二次伤害,截肢者安装的假肢是补偿身体结构缺失的,因此要与上肢结构(s730)或下肢结构(s750)适配,即需要提供合适的接受度,以及符合生理结构的适配。针对结构损伤安装的矫形器,要与上肢结构(s730)或下肢结构(s750)适配。能弥补身体结构损伤的辅具,才是适配的辅具。

2) 辅具要弥补身体机能的损伤

ICF 身体机能的二级分类有 8 类,即 b1~b8,针对身体机能损伤提供辅具时,辅具要与身体机能,如关节活动机能(b710)、关节稳定机能(b715)、骨骼活动机能(b720)等适配。例如脑瘫,不论痉挛型、徐动型、共济失调型等都有肌肉骨骼和运动的损伤,偏瘫是身体一侧的机能损伤,截瘫是受损平面以下的机能损伤,安装矫形器是补偿机能损伤,则要通过矫形器使神经肌肉骨骼与运动有关的机能(b7)适配等,才能算矫形器适配。而截肢者安装上肢假肢后,能基本恢复上肢的原有机能,如关节和骨骼的机能(b710~b729);安装下肢假肢后,能基本恢复下肢的原有机能,如关节和骨骼机能(b710~b729)及步态机能(b770),才能算假肢适配。听觉障碍者安装辅具后,要能提高听觉功能(b230),视觉障碍者安装辅具后,要能提高视觉功能(b210)。能弥补身体机能的损伤,才算辅具适配。

3) 辅具要克服环境的障碍

ICF 环境因素的二级分类有 5 类,即 e1~e5。针对环境障碍提供辅具时,例如六类功能障碍者在这些环境里都遇到了不同程度的障碍,但环境障碍因人而异,如盲人对环境的光线(e240)有障碍,出行有困难,需要导盲装置;而聋人对环境的声音(e250)有障碍,听不到电视的声音,需要有字幕;肢体障碍者对公共建筑物(e150)和私人建筑物(e155)有障碍,需要有坡道和扶手。能通过辅具克服环境障碍也是辅具适配的要求。

4) 辅具要助人实现活动和参与

适配辅具的最终目标是通过改造环境(e)来实现活动和参与(d),否则不叫适配,会导致弃用。如安装上肢假肢(截肢)、上肢矫形器(偏瘫、脑瘫、骨折)后都要能改善自理(d5)的功能;安装下肢假肢(截肢)、下肢矫形器(偏瘫、脑瘫、截瘫、下肢骨折)、行走辅具以及脑瘫的坐姿保持椅后要能改善行动(d4)的功能;佩戴助听器或助视器后要能改善交流(d3)的功能。辅具要有能实现活动与参与的作用,否则不叫适配,没有意义,也会导致弃用。

"适用"与"适配"既有联系又有区别。适用要综合考虑 5 个因素,而适配只是其中的因素之一,可见"适用"范围更广。所以选择辅助技术服务的时候,适配和适用都要考虑,但应当以适用为主,而不是以适配为主。就适用而言,适用的辅具有可能很适配,也可能只是基本适配,不一定完全适配。而完全适配的辅具不一定适用,这就是其间的联系和区别。例如,评估后的辅具处方,由于价格高买不起;或者这个处方辅具虽然适配,但不适用;或适配辅具当地没有,也不适用;如果通过亲朋好友按辅具处方在国外定制一个辅具,尽管很适配,但使用一段时间后出问题了,没法维护,也不适用。一句话,适配是纯技术问题,而适用要考虑经济、现实等综合因素。上述适配辅具的 4 点要求,正是辅助技术服务的重要内容,即适配技术是我们辅具专业人员应该掌握的技术本领。

7. 辅助技术服务的效果评估

辅助技术服务(S)术语自美国 1988 年提出以来已有 30 多年,我国提出相应术语"辅助器具适配服务"也有 10 多年,有关服务效果的评估,国际上有许多学派。为增进辅助技术服务的有效性,不仅要重视前期的客户对辅助技术的需求评估,还必须开展辅助技术服务后的效果评估,才能不断提升辅助技术服务的绩效。正如 Cook 指出的,首先是识别客户对辅助技术的需求,而最终以对采用辅助技术后的效果评估作为结尾。

(1)辅助技术服务效果评估的重要性

Cook 指出,第一,辅助技术服务为功能障碍者及其家属带来帮助的客观衡量数据;第二,为功能障碍者提供功能和生活质量改善的措施;第三,辅具使用的积极效果以及正式评估工具的累积记录证明辅具有所作为,将支持把辅具提供给其他功能障碍者,并有利于未来资金的获得。此外,该效果评估将为利益相关者(政府、捐赠机构等)提供客观的绩效评量结果,以及通过对服务效果的评估改善服务水平与质量,并减少辅助器具的弃用与资源的浪费。

(2)辅助技术服务效果评估指标

Deruyter 在 1997 年指出,成果管理研究涵盖了几个重要方面的信息,需要综合考虑,在对临床服务系统评估时,最典型的特征是五个方面:临床状况/结果(clinical status/results)、功能状况(functional status)、生活质量(quality of life)、满意度(satisfaction)、成本(cost)。Deruyter 还指出,大多数成果管理研究发现,从长远来看,好的护理通常比护理不善的成本要低。而降低成本的最佳方式是提高服务质量,所以对辅助技术服务的过程要进行全面质量管理(To Quality Management,缩写 TQM)。Cook 介绍了 Fuhrer 等提出的全面概念框架,指导开发有用的效果质量。从建模框架的立场来看,效果不是由辅具本身产生的,而是由它们的使用方式和使用数量产生的。后者可以根据使用频率和持续时间(每天的小时数)来量化。而使用方式是指用户使用该辅具的生活环境,以及该辅具的适用性,即该辅具在为其指定的操作条件内使用的程度。例如,设计用于医院的轻型轮椅,如果用于购物和主动娱乐,则不适合使用。据此,可以用辅具使用的频率和持续时间作为辅具使用效果的评定指标。如果用户对该辅具不满意,他会减少使用时间或长期弃用。参照以上特征,结合我们多年的实践,特提出效果评估指标:

1)临床与功能性指标

临床与功能性评价指标是康复领域反映功能障碍者康复服务介入的成果。例如,巴氏量表(Barthel Index)活力等。由于辅助技术服务的目的是使功能障碍者功能性状态达到最佳,能够克服自身机能和结构的损伤,从而进行活动和参与,因此,关于辅助技术使用效果的评价,重要的指标便是临床与功能性指标。

2)功能障碍者的生活质量

辅助技术服务的终极目标在于提升功能障碍者的生活质量。在医疗领域,生活质量通常与个人生命过程的生活期待和最理想生活质量相关。在康复领域,生活质量的概念稍微不同,因为目标不是修复或治疗,而是为了最大化地实现个人功能和独立性,辅助技术服务既可以提高生活质量(QOL),也可以实现健康的生活目标。

3)所有参与者的满意度

如前指出、辅助技术服务过程是以功能障碍者为中心,在对辅助技术服务有效性进行评估时,首要指标是功能障碍者对辅助技术服务的满意度,即辅助技术服务是否符合功能障碍者的需要,功能障碍者是否获得了"适用的辅具",并改善了活动和参与的能力。但仅仅有功能障碍者的满意度是不够的,还要使涉及辅助技术服务的所有参与者(功能障碍者及其家属、服务单位及服务人员、辅具供应商、出资方)都基本上满意,这也是辅助技术服务效果的评估指标之一。此外,满意度还是随访及持续追踪评估时的一项重要指标。

4) 辅助器具的弃用率

功能障碍者不满意的最重要指标就是不再使用辅具,即使他仍然对辅具有需求,这就是辅助器具的弃用。辅助器具的弃用是一个严重的全球性问题。Delisa 指出,根据辅具类型,停止使用或弃用率大概为 8%～75%。平均起来,各种选配的辅具随机有 1/3 被弃用,多数是在得到辅具后的头 3 个月内。经调查研究,功能障碍者不愿意使用辅具的重要原因是:①辅助技术从业者在辅具的选择过程中没有考虑使用者的意见和偏爱,导致个人需求与辅具不匹配,换句话说,功能障碍者在评估过程中并没有作为团队的一名积极成员介入。②在选用辅助技术时,人们往往只看到辅助技术有赋能(enabler)的一面,而忽视了辅助技术还有失能(disabler)的一面。③适应性训练时间不足或没有在真实环境里训练就交付使用者。④辅助器具较容易取得,没有支付费用。⑤辅具的性能相关包括舒适性、方便性、外观等。

Delisa 还指出了辅具被弃用的其他原因:

- 用户的功能需求或活动的改变;
- 用户缺乏动力来使用该器具或做任务;
- 缺乏如何使用该器具的有意义培训;
- 无效的器具性能或故障频繁;
- 使用的环境障碍,如狭窄的门道无法使轮椅通过;
- 缺乏有关维修和保养的信息;
- 器具的功能不满足需求;
- 设备的美感、重量、大小和外观不能令用户满意。

总之,如果没有做好辅具的适配应用就交付使用者,必然会导致辅具的弃用。以上原因对辅助技术服务及使用者都有警示作用,通过对辅助器具有用性的评估,我们可以找出辅助技术服务过程中存在的问题,不断改进服务水平和能力,如果以上几项评价指标不尽如人意,则需要及时解决辅助技术服务中出现的各种问题。

(3) 辅助技术服务效果评估工具

辅助技术服务评估主要是对服务过程与结果的评估,参照吴英堡和 Cock 组的常见辅助技术效果评估工具,本文仅介绍 4 种,其中、加拿大作业活动测量表(Canadian Occupational Performmes Measure,COPM)功能独立性评定量表(F Independence Measure,FIM)。两种量表用于评估基本功能、该量表用于评估辅助器具使用前后基本功能的变化。另两种量表是关于辅助器具的评估,用于评估社会心理结果,它们是辅助器具社会心理影响量表(Psychological Impact of Assistive Devices Scale,PIADS)以及魁北克辅助技术使用者满意度评估表(Quebee User Evaluation of Satisfaction with Assistive Technology,QUEST),这两种评估量表是在辅助技术服务完成后实施评估所使用的。分述如下:

1) 加拿大作业活动测量表(COPM)

加拿大作业活动测量表用于评估功能障碍者对于自我感知的作业能力及其满意度。评估内容包括自我照顾、工作和休闲三方面,从辅助技术介入前后这三方面是否有改善来评估辅助技术服务的有效性。

2) 功能独立性评定量表(FIM)

FIM 量表是 1987 年由美国纽约州功能评估研究中心的研究人员提出的,评估功能障碍者的实际残疾程度与实际上能做什么。FIM 评定的是基本的日常生活活动,各项目集中反映了伤病对日常生活活动影响最大的方面,包括六个方面的内容:生活自理、括约肌、转移、行动、交流和认知。FIM 的分数有七个等级,只有在使用者不需要任何协助或辅具而可以完成功能性活动时,才可以得满分。FIM 主要用于辅助技术适配服务介入前后的评价,针对功能障碍者使用辅助器具后在六个方面的能力是否有所提升。

3）辅助器具社会心理影响量表(PIADS)

为了评估辅助技术如何影响功能障碍者相关生活质量,Day 和 Jutai 于 1996 年开发了辅助器具社会心理影响量表。PIADS 测量三个与辅助技术使用有关分量所组成的 26 项自我评估量表。这三个分量为:能力(辅助器具在功能性独立表现和生活活动上的影响)、适应性(辅助器具赋能和增加自由性的影响)及自尊(辅助器具影响自信、自尊及情绪的程度)。PIADS 最初的研究集中在眼镜和隐形眼镜上,随后的研究已经用它来评估 EADL 对功能障碍者生活的影响和语音识别软件,现已翻译成多国语言,且已用于有各种功能障碍的成年人,包括肢体、听觉和视觉障碍者。

4）魁北克辅助技术使用者满意度评估表(QUEST)

魁北克辅助技术使用者满意度评估表于 1996 年正式发表,Cook 指出,该表建立在五个前提下:①用户满意度是多维度的;②满意度与环境、个人和辅助器具各个方面有关;③用户满意度变化很大,对个人来说是独一无二的;④用户在面试过程中必须随时表达对器具使用的意见;⑤该工具必须易于理解和管理。该表包括三部分:第一部分为辅助技术满意度的情境评估;第二部分让使用者评价不同变量的重要性;第三部分将以上两个部分的结果分为三类:环境、个人和辅助器具,该部分将评估残疾人对辅助器具使用的哪部分不满意。QUEST 辅具技术层面的内容包括舒适性、尺寸、使用简易度、有效性、耐用性、调整、安全与重量共八项。辅助技术服务方面则包括服务提供、维修服务、随访服务与专业服务四项。评分为 5 分制:非常不满意(1 分)、不满意(2 分)、尚可(3 分)、满意(4 分)、非常满意(5 分)。最终得分被认为代表了辅具使用的满意度。目前,QUEST 已被借助眼动追踪沟通器具用于评估 ALS 度,听障人士和盲人对电子移动辅助器具的满意度,以及用户对计算机任务执行、手推动轮圈式助力轮椅、移动设备、聋哑人面对面沟通辅具以及语音识别软件的满意度,而且它已被翻译并用于中国台湾、荷兰和丹麦等地。

1.1.6　残疾人康复及康复需求

残疾人康复是指为了消除或减轻在生理和精神上处于障碍状态下的残疾群众的痛苦而采取的综合性、协调性的各种措施,其最终目的是使残疾人努力达到自食其力的效果并重返社会,享有与正常人相同的权利与自由。当下,残疾人康复主要分为狭义上的康复和广义上的康复两类:狭义上的康复单纯指通过医学方面的努力对残疾人进行治疗,而广义上的康复是指从医疗、教育、心理、就业等各个方面对残疾人进行帮扶。随着社会的不断发展和进步,广义上的康复正不断地被更多的人所认识、理解和接受。《联合国残疾人权利公约》指出:康复即指采用各种手段,使残疾人的身心以及社会参与等方面功能达到最佳水平,以增强其融入社会的能力以及自理能力。康复需求是残疾人基本生存与发展的基础。康复需求是指能够改善功能,减轻残疾程度,提高参与社会能力的最基本的康复手段和措施。残疾人的康复需求是指六类残疾人以及不同年龄段的残疾人群在生活自理、教育、娱乐和参加社会活动等五大方面的特殊需求,其需要若干保障体系,如康复医疗、辅助技术、社区康复、特殊教育、康复专业人才培养、社会保障体系、国家公共政策和立法支持等。

WHO 发布的《世界残疾报告》指出,全球超过 15% 的人口具有不同程度的残疾,需要辅助技术支持;预计到 2030 年,全世界将有 20 多亿人需要至少一种辅助产品。尽管对辅助产品的需求日益增长,但由于辅具成本较高,国家缺乏专业人员及资金支持,只有大约 1/10 的人能够获得辅具服务。当代辅助技术的提供面临着诸多挑战,不论是高收入国家还是低收入国家,很少有国家针对辅助技术专门制定政策法规或战略规划,多数国家选择通过私营部门进行辅具提供;辅助产品往往不包括在保健和福利计划中,导致辅具需求者自付费用较高,家庭负担较重,人们可能只能选择捐赠或慈善服务中不合适的辅助产品,无法真正满足需求。辅助技术服务至今未纳入初级、二级、三级医疗保健体系,增加了辅具使用者及其护理人员的负担,提高了国家卫生和福利支出。另外,健康服务专业人员短缺,分布不均,专业人员不具备满足不同人群多样化需求的康复胜任力和专业能力。联合国 2030 年可持续发展目标指出:要确保健康的生活方式,促进各年龄段人群的福祉。WHO 的愿景是世界各地的每个人都有权享有可达到的最高健康标准。辅助产品和服务的提供能确保残疾人、老年人和慢性病患者过上健康和有尊严的生活,并融入社会,是实现联合国可持续发展目标和 WHO 愿景的重要途径。

1.1.7　我国残疾人精准康复服务指南

1. 申请条件

已持有《中华人民共和国残疾人证》的残疾人可通过中国残疾人服务平台进行注册、登录,然后进行康复服务申请。未持有《中华人民共和国残疾人证》的成年人,向户籍所在地残联申请,办理《中华人民共和国残疾人证》后进行注册、登录和康复服务申请。

未持证的 0~17 周岁未成年人,请家长先向户籍所在村(社区)康复协调员申请,由村(社区)康复协调员采集康复需求信息并录入系统后,再到中国残疾人服务平台进行注册、登录。

2. 目录/选择

残疾人登录中国残疾人服务平台,可以查看本省、市、县发布的精准康复服务目录。在线申请时会根据残疾人的地域、年龄、残疾类别筛选出符合残疾人申请的项目。

3. 需求核实

社区康复协调员入户对残疾人申请的康复服务项目进行核实并初步评估,需要专业机构评估的项目由社区康复协调员指定机构评估。根据核实情况填写《康复服务手册》并发放。

4. 康复评估

残疾人持《康复服务手册》(残疾人证/身份证)到指定的康复评估机构接受评估,评估机构出具评估结果并安排合适的服务项目和康复服务机构。

5. 康复服务

康复服务机构根据评估结果按照确定的项目为残疾人制定康复服务方案,残疾人开始接受康复服务。

6. 进度查询

残疾人通过中国残疾人服务平台个人中心,查看办理中的康复服务申请,可以查看当前服务进展情况。

7. 评 价

对于服务完成的康复申请,可以对服务响应时间、服务态度、服务整体情况做出综合性评价。

1.2 我国康复辅助器具需求形势分析

根据第六次全国人口普查我国总人口数,以及第二次全国残疾人抽样调查我国残疾人占全国总人口的比例和各类残疾人占残疾人总人数的比例,推算 2010 年末我国残疾人总人数 8 502 万人。各类残疾人的人数分别为:视力残疾 126 万人;听力残疾 2 054 万人;言语残疾 130 万人;肢体残疾 2 472 万人;智力残疾 568 万人;精神残疾 629 万人;多重残疾 1 386 万人。各残疾等级人数分别为:重度残疾 2 518 万人;中度和轻度残疾人 5 984 万人。然而这已是十年前的数据。据现有相关数据显示,我国目前已有近 2 亿老年人,残疾人口超过 8 500 万,加上众多的伤病人口,是世界上辅助器具需求最多、市场潜力最大的国家。随着老龄化的深入发展和人们健康意识的提升,康复辅具也开始引起越来越多的关注。

1.2.1 辅助技术对健康的作用与应用

1. 辅助技术对健康的作用

自从人类出现后就存在四个群体,即健全人、伤病人、残疾人和老年人。世界上大多数人都是健全人,但每个健全人都可能由于生病或受伤成为伤病人而处于活动受限状态,在一定程度或时间上需要辅助技术帮助。当伤好或病好后就重回健全人。而如果由于受伤或生病导致身体结构缺失或功能损伤,如脑卒中后的偏瘫和交通事故后的截瘫、截肢等永久性损伤,则致使该伤病者进入残疾人群体(在我国是指功能障碍达到阈值的 7 类 4 级者)。此外,每一个人都必然进入老年(联合国文件指 65 岁以上者)。老年人尽管在听力、语言、视力、活动等多方面都存在一定程度的功能减退,但其原因是器官逐渐老化,不是生病或受伤,不算伤病人,只能称为失能老人。2016 年 WHO 发布的《关于老龄化与健康的全球报告》指出:"健康的老龄化并不仅仅是指没有疾病。对大多数老年人来说,维持功能发挥是最为重要的。"此外,一部分功能开始减退的健全人,由于功能减退未达阈值,且年龄未到老年,只能算亚健康者,也需要辅助技术。2019 年 WHO 发布了《辅助技术的全球远景》,不仅介绍了欧洲,还介绍了印度、巴基斯坦、喀麦隆等中低收入国家对辅助技术的大量需求和缺口。正如《增进获得辅助技术》中指出:"最需要辅助技术的人是残疾人、老年人、非传染性疾病患者、精神健康疾病(包括痴呆症和自闭症)患者、功能逐步减退者,等等。"这些人可以被统称为功能障碍者,因此每个人在健康上出现功能活动困难时都需要辅助技术。

《增进获得辅助技术》还指出,"它能使功能活动有困难的人们过上健康、富有成就、独立和有尊严的生活,并能够参与教育、劳动力市场和社会生活。辅助技术可以减少对正规健康和支持性服务以及长期护理和照顾者的需求。如果没有辅助技术,残疾人和老年人以及其他有需要帮助的人常常会遭到排斥、孤立并陷入贫困,并且增加了发病和残疾的负担"。此外,《残疾人权利公约》第四条指出,辅助技术是缔约国承诺确保并促进充分实现的所有残疾人的一切人权和基本自由。可见,辅助技术不仅能改善人类的健康,而且能确保实现人权。

Delisa 在 2019 年出版的《物理医学与康复医学:理论与实践》(第 6 版)中指出,辅助技术倾向于分为两大类:低技术器具和高技术器具。低技术器具倾向于简单、不用电的器具,高技术器具是复杂、电子器件。《物理医学与康复医学:理论与实践》(第 6 版)还介绍了 6 种辅助技术:行动能力缺损的辅助技术、沟通失调的辅助技术、视觉障碍的辅助技术、听觉障碍的辅助技术、学习和认知障碍的辅助技术、日常生活和智能居家技术的环境辅助器具。

为使功能障碍者达到健康的良好状态,辅助技术发挥如下重要作用:①监测:如血压计、血糖计、体温计、心电图仪等监测个人功能;②评定:肌力测试仪、步态分析仪、平衡测试仪、肺功能仪、运动平板、诱发电位仪、表面肌电图仪等评定个人功能;③治疗:如吸入器、呼吸器、供氧器、刺激器、振动器、光疗仪、电疗仪、磁疗仪、蜡疗仪、超声波治疗仪、充气服、防压疮床垫、平行杠、脊柱牵引机等治疗个人功能;④补偿:如助听器、助视器、扩音器、假肢与矫形器、助行器、自助具、健身训练、认知训练、沟通训练、自理训练等增强个人功能;⑤代偿:如盲文读物、闪光门铃、沟通板、轮椅、脚控鼠标等替代个人功能;⑥适应:如戴助听器参会需要感应环路,盲聋人过马路需要震动触摸器,乘轮椅者遇台阶需要坡道和扶手,四肢瘫者需要护理轮椅,均属于适应个人功能;⑦重建:如各种人工器官等,属于重建个人功能。

2. 辅助技术在健康领域的应用

(1) 健康预防技术

随着新材料和人工智能的快速发展,辅助技术在健康预防领域也越来越发挥重要的作用。例如,各种新型材料的防压疮床垫出现,包括纳米抗菌材料床垫,压力记忆床垫,智能压力调整床垫等;快速易成型低温板在创伤应急中快速防止二次损伤,电子定位,报警和辅助逃生系统,有助于预防人们在应急事件中出现健康损害;新型糖尿病防护鞋,防止糖尿病足的恶化;特殊天气和环境下的各种防护服装、听觉防护装置、视觉防护装置,以及身体和头面部防护装置等。

(2) 治疗和康复训练技术

辅助技术在临床治疗和康复训练方面的运用和发展日新月异,新产品、新技术层出不穷。例如,治疗脑卒中后吞咽障碍、抑郁症、偏头痛等的经颅磁刺激技术;听觉重建型辅助技术,如人工耳蜗;视觉重建型辅助技术如仿生眼;言语重建型辅助技术如植入式人工喉;运动功能重建型辅助技术如由大脑控制的仿生臂以及功能电刺激;器官重建型辅助技术,如人工关节和3D 生物器官打印。

众所周知,传统康复治疗学多是依靠治疗师一对一和手把手的训练,不仅劳动强度大、效率低,而且训练效果受治疗师水平影响。因此,近几年来国内外对康复机器人用于脑卒中康复的研究发展迅速。康复机器人正是整合治疗学和辅助技术为一体的新型辅具,包括上肢康复机器人和下肢康复机器人均已取得明显疗效,可改善截瘫患者的步行能力,以及膀胱和肠道功能。特别是下肢康复机器人联合虚拟现实技术能有效改善脑卒中患者的平衡能力、下肢运动功能和步行能力。互联网、AR（Augmented Reality，增强现实）、VR（Virtual Reality，虚拟现实）等技术的发展使得各种远程康复系统等辅助技术在临床实践中越来越多地被运用。如：王阳称等综述了国内外远程康复在脑卒中的应用进展，指出"远程康复可以提供预防、评估、监测、干预、监督、教育和辅导等服务""可以实现康复治疗师与残疾患者的实时互动，提高出院患者康复依从性，免去就诊交通耗时，降低医疗费用"。

（3）健康护理技术

采用辅助技术来改善护理功能发展很快，特别是老龄化社会的需求。目前，在许多疾病的康复护理中都采用了辅助技术，本书仅简介机器人护理。辅助技术在康复护理中也已被普遍采用，特别是残疾老年人使用辅助技术可以减少提供的非正式家庭护理的数量和负担。此外，机器人护理已逐渐普及，如日本的护理机器人 RIBA 能弯腰抬起躺在地板床上的患者再移动到轮椅上；家务机器人能帮助重度残疾人和老年人完成部分日常生活自理活动，如斟茶、倒水、洗杯子、拖地等；饮食护理机器人为需要护理的人提供饮食支援；陪伴型机器人，如毛茸茸的海豹宝宝 Paro，目前已被许多国家的养老院用于陪伴阿尔茨海默病患者等老年人，作为康复和护理服务。

（4）改善功能技术

改善自理功能：日常生活活动困难者需要辅助技术，如各种自助具、取物器、防洒碗、双柄杯、分药盒、开罐器、洗浴椅、加高坐便器、穿袜器等，还有各种上肢矫形器和上肢假肢。特别是英国 Touch Bionics 公司开发的仿生手 i-LIMB Hand 已批量生产，能单指活动，基本上能实现上肢截肢者的生活自理。此外，还有饮食困难的鼻饲和排泄困难的造瘘等技术。

改善移动功能：移动困难者需要辅助技术。目前针对截瘫者的下肢外骨骼机器人有美国的 eLEGS、以色列的 Rewalk、日本的 HAL 等。我国也有较成熟产品如大艾机器人，以及傅里叶、迈步机器人和其他成果研究，还有各种多功能轮椅如颏控轮椅、牙控轮椅、爬楼梯轮椅，以及智能轮椅等。盲人出行有导盲装置（超声导盲、激光导盲、红外导盲）。智能假肢如德国 OTTOBOCK 的电脑腿 C-leg 和 Genium X3，以及冰岛 OSSUR 的电磁腿都解决了假肢上下楼梯的多年难题。我国的"风行者"智能动力小腿通过芯片计算结果，代替人脑和生物神经向功能障碍肢体下达动作指令，帮助使用者自然地完成上楼梯、下斜坡、跨障碍等动作。此外，移动困难者需要防跌倒辅助技术，特别是老年人。正如 WHO 发布的《关于预防老年人跌倒的全球报告》指出，65 岁及以上的老年人每年约 28%～35% 有过跌倒，70 岁以上的跌倒比例为 32%～42%。跌倒是许多老年人致残和致死的主要诱因。对有跌倒经历的老年人，2000 年英国就研发了与社区报警系统链接的穿戴式跌倒探测器，可以感应到震动和佩戴者的姿势，在 20 秒内检测到跌倒，并触发无线电信号报警。最近的新产品是穿戴式防摔倒辅助髋部保护器，是一种柔软且具有延展性的材料，在撞击时会变硬，其内有芯片和传感器与手机连接，可以通过手机实现监控，能有效地预防髋部骨折。

改善沟通功能：沟通困难者需要辅助技术，如视障老年人的老花镜和放大镜，以及便携式电子助视器等。盲人上网有读屏软件，阅读有语音字符阅读器，交流有盲人手机。听障者有各种助听器、震动闹枕、闪光门铃，聋人手机已商品化，语障者也有各种类型的辅助替代沟通系统（Augmentative and Alternative Communication，AAC）技术。此外，语音生成系统可帮助视力障碍者，语音识别可帮助运动障碍者，多模式演示已被证明可以有效地帮助学习障碍者理解信息。

（5）健康环境技术

《"健康中国 2030"规划纲要》将建设健康环境作为"普及健康生活、优化健康服务、完善健康保障、建设健康环境、发展健康产业"的五项重点任务之一，与此相关的环境改善类的辅助技术及相关产品发展很快。2012 年国务院颁布的《无障碍环境建设条例》，对无障碍建设提出了明确要求，包括建筑无障碍和信息与通信设施的无障碍，无障碍的理念被社会接受的程度也越来越高。近二十年来，随着经济发展和社会进步，我国的无障碍环境建设取得了长足进步。在健康环境里还涉及公共环境无障碍和居家环境无障碍。

公共环境无障碍建设的核心理念是人人平等，基本原则是通用性。在城市道路中，为方便盲人行走修建了盲道，为方便乘轮椅出行的残疾人修建了缘石坡道。配套建设有特殊人群专用停车场、电梯、厕所等基础设施，地铁、高铁和公交都设置轮椅空间，在电梯、扶手、厕所、房间、柜台等设置残疾人可使用的相应设施，方便残疾人通行以及使用。未来整个无障碍设施将连成网，可以满足任何人从走出家门后一路延伸到想达到的任何公共区域。

居家环境的无障碍旨在应用多种辅助技术提高功能障碍者居住环境的安全性和空间生活质量。除居家建筑无障碍外，对年老体弱的独居者，居家辅助技术格外重要。Pee 介绍了独立生活的老年人现有的 5 种监测技术，以及多组件技术和智能住宅技术，适用于老年人的长期护理，有可能延长老年人的独立生活时间。发达国家已有很多先进经验，其中之一是居家监测和社区报警服务。目前，英国已有 30 万人用上防坠报警器或腕带报警器，压一下按钮，无线电信号就传递到社区报警中心或预设的号码，可以及时救助。更为先进的居家辅助技术是智能住宅，Deminis 介绍了美国和欧洲的智能住宅，目的是满足老年人独立居家的愿望，而同时要控制居家照料的成本。还有重度残疾人居家的环境控制系统，利用残存功能如吹气和吸气，甚至智能手机，就可以自由地开门、开窗帘、开灯、开电视等，从而减少了护理员和家庭成员的工作量，同时提高了用户的独立性。很多最新的智能居家技术，如智能锁、智能门铃、智能恒温器、智能灯泡、智能窗帘、智能车库门开启器等不依赖于残疾人专用设备来执行简单的任务，而是基于"物联网"、智能手机或集成系统。

信息无障碍建设旨在为不同身心能力的群体构建一个包容性信息环境。我国的信息无障碍逐渐从早期单一的盲文出版物、针对残障者的广播节目发展到如今的基于互联网的社交媒体、电子商务等新媒体应用，如影视作品、电视节目的字幕和解说，电视手语，盲人有声读物等，提供语音验证码，增加语义描述准确的网页标题，让所有用户都能平等方便地理解、交互和利用网络内容。

1.2.2　我国残疾人及康复辅助器具服务现状

第二次全国残疾人抽样调查，共调查了 2 526 145 人。性别构成为，男性为 4 277 万人，占51.55%；女性为 4 019 万人，占 48.45%。性别比（以女性为 100，男性对女性的比例）为106.42。

残疾人口的年龄构成。全国残疾人口中，0～14 岁的残疾人口为 387 万人，占 4.66%；15～59 岁的人口为 3 493 万人，占 42.10%；60 岁及以上的人口为 4 416 万人，占 53.24%（65 岁及以上的人口为 3 755 万人，占 45.26%）。

残疾人口的城乡分布。全国残疾人口中，城镇残疾人口为 2 071 万人，占 24.96%；农村残疾人口为 6 225 万人，占 75.04%。

残疾人口的残疾等级构成。全国残疾人口中,残疾等级为一、二级的重度残疾人为 2 457 万人,占 29.62%;残疾等级为三、四级的中度和轻度残疾人为 5 839 万人,占 70.38%。

残疾人口的受教育程度。全国残疾人口中,具有大学程度(指大专及以上)的残疾人为 94 万人,高中程度(含中专)的残疾人为 406 万人,初中程度的残疾人为 1 248 万人,小学程度的残疾人为 2 642 万人(以上各种受教育程度的人包括各类学校的毕业生、肄业生和在校生)。15 岁及以上残疾人文盲人口(不识字或识字很少的人)为 3 591 万人,文盲率为 43.29%。

不同残疾类型人口所占总调查人口比例为,视力残疾占 14.86%,听力残疾占 24.16%,言语残疾占 1.53%,肢体残疾占 29.07%,智力残疾占 6.68%,精神残疾占 7.40%,多重残疾占 16.30%。

残疾人的康复需求即残疾人对康复的需求,是残疾人从他们自身的角度来看做出的选择,他们从问卷的几个选项中选出三个他们最需要的项目,被调查人如果没有需求,则选择不接受康复。

残疾人的康复需求状况,即残疾人对不同康复项目的需求状况差异,农村、城市残疾人康复需求状况,不同年龄段残疾人康复需求状况,男、女残疾人康复需求状况,不同级别残疾人康复需求状况,不同类型残疾人康复需求状况。

1. 残疾人对不同康复项目的需求状况

从表 1-5 中可以看出,全国残疾人最主要的五项需求依次为医疗服务与救助、贫困残疾人救助与扶持、辅助器具、康复训练与服务、生活服务。这五项需求所占百分比依次为:医疗服务与救助占 72.78%、贫困残疾人救助与扶持占 67.78%、辅助器具占 38.56%、康复训练与服务占 27.69%、生活服务占 19.13%。其余需求所占比例均不超过 10%,依次为教育费用补助或减免占 1.76%、职业教育与培训占 1.16%、就业安置或扶持占 5.36%、法律援助服务占 1.66%、无障碍设施占 2.45%、信息无障碍占 1.02%、其他占 2.10%。

表 1-5　残疾人对不同项目的康复需求

主要需求项目	需求总计/%
医疗服务与救助	72.78
辅助器具	38.56
康复训练与服务	27.69
教育费用补助或减免	1.76
职业教育与培训	1.16
就业安置或扶持	5.36
贫困残疾人救助与扶持	67.78
法律援助服务	1.66
无障碍设施	2.45
信息无障碍	1.02
生活服务	19.13
文化服务	1.98
其 他	2.1

2. 农村、城市残疾人康复需求状况

从表 1-6 中可以看出,农村残疾人比城市残疾人有更为强烈的对于贫困残疾人的救助与扶持方面的需求。农村残疾人的康复需求为 73.36%,而城市的需求则为 50.98。在其余的项目上,二者的差异不大。

表 1-6　农村、城市残疾人康复需求状况

主要需求项目	农村需求/%	城市需求/%
医疗服务与救助	73.21	71.48
辅助器具	38.07	40.04
康复训练与服务	26.33	31.77
教育费用补助或减免	1.82	1.58
职业教育与培训	1.17	1.14
就业安置或扶持	5.01	6.41
贫困残疾人救助与扶持	73.36	50.98
法律援助服务	1.51	2.11
无障碍设施	1.77	4.47

3. 不同年龄段残疾人康复需求状况

从表 1-7 的统计来讲,三个年龄群体对医疗服务与救助的需求有轻微差异,从高到低依次为老年人、青少年、成年人,他们所占比例依次为老年人占 89.10%、青少年占 84.80%、成年人占 84.60%。对辅助器具的需求方面,青少年和成年人略高于老年人,他们所占百分比为青少年 35.40%,成年人 31.80%,老年人 23.20%。对于康复训练与服务的需求,青少年高于成年人和老年人,他们所占比例为青少年 20.20%,成年人 15.40%,老年人 12.70%。

表 1-7　不同年龄段残疾人康复需求状况

主要需求项目	青少年需求 (0～17 岁)/%	成年需求 (18～59 岁)/%	老年需求 (60 岁以上)/%
医疗服务与救助	84.8	80.6	89.1
辅助器具	35.4	31.8	23.2
康复训练与服务	20.7	15.4	12.7

4. 男、女残疾人康复需求状况

在就业安置或扶持中,男性的需求接近女性需求的两倍,但是按照百分比的差异来看,他们的需求差异不足 3%。各自所占比例是:男性占 6.75%,女性占 3.91%。在其他需求中,男女的差异不大,见表 1-8 所列。

表 1-8 男、女残疾人康复需求状况

主要需求项目	男性需求/%	女性需求/%
医疗服务与救助	70.87	74.81
辅助器具	39.36	37.71
康复训练与服务	28.88	26.42
教育费用补助或减免	1.92	1.58
职业教育与培训	1.41	0.9
就业安置或扶持	6.75	3.91
贫困残疾人救助与扶持	67.33	68.25
法律援助服务	1.8	1.51
无障碍设施	2.34	2.56
信息无障碍	1.06	0.97
生活服务	18.24	20.08
文化服务	2.13	1.82
其　他	2.06	2.15

5. 不同级别残疾人康复需求状况

不同等级的残疾人的需求差异不大。一般来讲,不同级别的残疾人对不同项目的需求应该呈现递增或递减趋势,但在表 1-9 中,不同级别残疾人对同一项目的需求没有一致性变化。

表 1-9 不同级别残疾人康复需求状况

主要需求项目	一级残疾人需求/%	二级残疾人需求/%	三级残疾人需求/%	四级残疾人需求/%
医疗服务与救助	72.38	74.18	70.3	74.12
辅助器具	34.23	40.28	49.38	32.98
康复训练与服务	28.95	29.3	24.5	25.66
教育费用补助或减免	1.69	1.56	1.41	1.88
职业教育与培训	1.16	0.99	0.92	1.15
就业安置或扶持	4.69	3.53	4.2	5.5
贫困残疾人救助与扶持	75.42	66.21	62.65	62.18
法律援助服务	1.88	1.91	1.51	1.51
无障碍设施	3.08	2.6	1.96	2.45
信息无障碍	1.18	0.76	1.19	0.9
生活服务	23.46	20.19	17.44	17.65
文化服务	1.5	1.59	1.78	2.35
其　他	2.07	2.24	2.07	2.05

6. 不同类型残疾人康复需求状况

在医疗服务与救助方面,如表 1-10 所列,视力和精神残疾人的需求要高于听力、言语、肢体、智力和多重残疾人。其中视力的需求为 90.25％、精神残疾人的需求为 86.52％,听力残疾人为 65.76％,言语残疾人为 61.77％,肢体残疾人为 71.74％,智力残疾人为 56.25％,多重残疾人为 72.83％。在辅助器具方面,听力残疾人需求尤为多,其比例为 75.05％;多重和肢体残疾人居其后,分别为 38.12％和 34.33％;智力和精神残疾人的需求尤为少,他们的比例分别为 2.83％和 1.24％。在教育费用的减免需求方面,言语残疾人要明显多于其他类型。对就业安置或扶持的需求方面,言语残疾人和智力残疾人明显多于其他类型。

表 1-10　不同类型残疾人康复需求状况

主要需求项目	视力残疾人需求/％	听力残疾人需求/％	语言残疾人需求/％	肢体残疾人需求/％	智力残疾人需求/％	精神残疾人需求/％	多重残疾人需求/％
医疗服务与救助	86.52	65.76	61.77	71.74	56.26	90.25	72.83
辅助器具	25.57	75.05	10.52	34.33	2.83	1.24	38.12
康复训练与服务	13.87	11.94	51.42	40.36	42.83	26.81	32.97
教育费用补助或减免	0.82	0.33	8.33	2.09	6.58	1.22	2.09
职业教育与培训	0.37	0.16	3.05	1.25	5.94	1.35	1.43
就业安置或扶持	2.45	1.13	13.18	7.74	14.89	8.82	5.14
贫困残疾人救助与扶持	71.28	51.39	62.25	73.62	74.33	76.42	72.35
法律援助服务	1.42	1.10	2.01	1.83	2.44	2.87	1.66
无障碍设施	5.25	1.43	0.52	3.26	0.33	0.22	2
信息无障碍	1.16	2.11	1.04	0.36	0.39	0.38	0.98
生活服务	25.91	13.85	15.53	16.05	26.95	24.83	20.82
文化服务	1.44	1.78	4.54	1.19	6.99	2.59	1.61
其　　他	2.36	2.2	2.53	1.5	3.32	3.2	1.78

7. 结　论

全国残疾人最主要的项目需求依次为医疗服务与救助、贫困残疾人救助与扶持、辅助器具、康复训练与服务以及生活服务。不同城乡、性别、级别和类别的残疾人对不同项目的需求不同;不同性别的残疾人需求差异不大。在贫困残疾人的救助与扶持上,农村需求远大于城市需求。不同年龄群体对医疗服务与救助、辅助器具、康复训练与服务的需求均有所不同,其中老年人的总体需求稍高于成年人和青少年。两种性别对不同项目的需求差异不大,不过,在就业安置或扶持中,男性稍高于女性。在同一类别项目上,不同级别残疾人的需求没有明显的趋势变化。不同类型的残疾人对某些特殊项目的需求较高,比如在医疗救助与辅助方面,视力和精神残疾人的需求要高于听力、言语、肢体、智力和多重残疾人;在辅助器具方面,听力残疾人需求尤为高。

1.2.3　全国残疾人曾接受康复服务扶助状况

全国残疾人曾接受康复服务最多的项目依然是医疗服务与救助、贫困残疾人救助与扶持、辅助器具、康复训练与服务、生活服务。残疾人对这些方面的需求比例依次为,医疗服务与救助占 35.61%、贫困残疾人救助与扶持占 12.53%、辅助器具占 7.31%、康复训练与服务占 8.45%、生活服务占 5.45%，见表 1-11 所列。

表 1-11　全国残疾人曾接受康复服务扶助状况

主要需求项目	接受总计/%
医疗服务与救助	35.61
辅助器具	7.31
康复训练与服务	8.45
教育费用补助或减免	0.61
职业教育与培训	0.27
就业安置或扶持	0.81
贫困残疾人救助与扶持	12.53
法律援助服务	0.5
无障碍设施	0.93
信息无障碍	0.65
生活服务	5.45
文化服务	1.71
其　他	2.18

1. 农村、城市残疾人曾接受康复服务扶助状况

城市在个别项目上高于农村，这些项目有医疗救助与服务、辅助器具、康复训练与服务、职业教育与培训、就业安置或扶持、法律援助服务、无障碍设施、信息无障碍、生活服务、文化服务，其所占比例分别为：医疗救助与服务为 45.78% 和 32.22%、辅助器具为 11.55% 和 5.90%、康复训练与服务为 12.54% 和 7.09%、职业教育与培训为 0.46% 和 0.21%、就业安置或扶持为 1.55% 和 0.55%、法律援助服务为 0.57% 和 0.47%、无障碍设施为 1.59% 和 0.71%、信息无障碍为 0.84% 和 0.58%、生活服务为 6.02% 和 5.26%、文化服务为 2.02% 和 1.60%。农村有三项高于城市：教育费用补助或减免、贫困残疾人救助与扶持以及其他。这些项目所占比例分别为：教育费用补助或减免为 0.64% 和 0.55%、贫困残疾人救助与扶持为 12.79% 和 11.76%、其他为 2.11% 和 2.39%。农村比城市多出来的项目一般比较低廉，而城市比农村多出的方面则需要比较大的开销。可见，在曾接受康复服务扶助状况方面，城乡差距较大，并且城市优于农村，见表 1-12 所列。

表 1-12　农村、城市残疾人曾接受康复服务扶助状况

主要需求项目	农村接受/%	城市接受/%
医疗服务与救助	32.22	45.78
辅助器具	5.9	11.55
康复训练与服务	7.09	12.54
教育费用补助或减免	0.64	0.55
职业教育与培训	0.21	0.46

续表 1 - 12

主要需求项目	农村接受/%	城市接受/%
就业安置或扶持	0.55	1.55
贫困残疾人救助与扶持	12.79	11.76
法律援助服务	0.47	0.57
无障碍设施	0.71	1.59
信息无障碍	0.58	0.84
生活服务	5.26	6.02
文化服务	1.6	2.02
其　他	2.11	2.39

2. 不同年龄段残疾人曾接受康复服务扶助状况

不同年龄段残疾人在医疗服务与救助、康复训练方面接受服务的次序从高到低依次是成年人、老年人和青少年，他们所占比例依次分别为：成年人所占比例分别为 41.60% 和 5.70%，老年人所占比例依次为 38.30% 和 4.30%，青少年所占比例分别为 31.1% 和 4.1%。在辅助器具方面，三个年龄段接受服务的次序从高到低则为成年人、青少年、老年人，所占比例依次为 9.60%、8.10% 和 7.30%，见表 1 - 13 所列。

表 1 - 13　不同年龄段残疾人曾接受康复服务扶助状况

主要需求项目	青少年接受/%	成年接受/%	老年接受/%
医疗服务与救助	31.1	41.6	38.3
辅助器具	8.1	9.6	7.3
康复训练与服务	4.1	5.7	4.3

3. 男、女残疾人曾接受康复服务扶助状况

在就业安置或扶持上，如表 1 - 14 所列，男性略多于女性，所占比例为男性 1.02%，女性 0.59%。在贫困残疾人救助上，男性也略多于女性，男性所占比例为 14.08%，女性为 10.88%。男、女在其余项目上没有明显差异。在三个服务扶助项目上，成年人接受服务的状况均为最高。

表 1 - 14　男、女残疾人曾接受康复服务扶助状况

主要需求项目	男性接受/%	女性接受/%
医疗服务与救助	35.95	35.24
辅助器具	7.83	6.75
康复训练与服务	9.09	7.77
教育费用补助或减免	0.67	0.56
职业教育与培训	0.3	0.24
就业安置或扶持	1.02	0.59

主要需求项目	男性接受/%	女性接受/%
贫困残疾人救助与扶持	14.08	10.88
法律援助服务	0.52	0.47
无障碍设施	0.91	0.96
信息无障碍	0.63	0.66
生活服务	5.83	5.53
文化服务	1.72	1.69
其　他	2.25	2.1

4. 不同级别残疾人曾接受康复服务扶助状况

在接受贫困残疾人救助与扶持上,残疾人从一级到四级,接受扶持的百分比呈递减趋势,所占比例分别为18.90%、15.33%、11.54%和9.81%。在其余项目上,四个等级的残疾人曾接受康复服务扶助项目的百分比没有明显差别,见表1-15所列。

表 1 - 15　不同级别残疾人曾接受康复服务扶助状况

主要需求项目	一级残疾人需求/%	二级残疾人需求/%	三级残疾人需求/%	四级残疾人需求/%
医疗服务与救助	34.86	37.35	33.33	36.28
辅助器具	6.88	9.5	7.75	6.59
康复训练与服务	8.01	9.76	7.7	8.72
教育费用补助或减免	0.82	0.54	0.54	0.61
职业教育与培训	0.53	0.18	0.21	0.23
就业安置或扶持	1.05	0.07	0.03	0.12
贫困残疾人救助与扶持	18.9	15.33	11.54	9.81
法律援助服务	0.67	0.62	0.43	0.43
无障碍设施	1.11	1.09	0.9	0.9
信息无障碍	0.7	0.73	0.64	0.64
生活服务	6.9	5.95	4.9	4.9
文化服务	1.44	1.75	1.82	1.82
其　他	2.4	2.25	2.16	2.16

5. 不同类型残疾人曾接受康复服务扶助状况

在医疗服务与救助方面,精神和肢体残疾人接受百分比较高,如表1-16所列,所占比例为47.13%和46.31%;视力和多重残疾人居中,所占比例分别为37.58%和34.26%;听力、言语和智力残疾人最低,所占比例依次为23.34%、26.7%和21.55%。在辅助器具使用上,言语、听力、智力和精神残疾人所占比例均不超过7%。肢体残疾人最多,所占比例为11.14%。在贫困残疾人救助与扶持上,听力残疾人所占比例最少,为5.73%,而其他残疾类型人员所占比例均在20%的范围内。在其他项目上,不同类型的残疾人之间的差距不大。

表 1-16　不同类型残疾人曾接受康复服务扶助状况

主要需求项目	视力残疾人接受/%	听力残疾人接受/%	言语残疾人接受/%	肢体残疾人接受/%	智力残疾人接受/%	精神残疾人接受/%	多重残疾人接受/%
医疗服务与救助	37.58	23.34	26.7	46.31	21.55	47.13	34.26
辅助器具	7.63	6.87	2.45	11.14	1.11	0.81	6.78
康复训练与服务	4.59	2.68	10.32	15.11	7.78	8.03	8.93
教育经费补助或减免	0.35	0.15	1.61	0.66	1.89	0.51	0.83
职业教育与培训	0.17	0.15	0.52	0.2	0.56	0.24	0.47
就业安置或扶持	0.6	0.32	1.12	0.88	1.6	1.04	0.89
贫困残疾人救助与扶持	11.63	5.73	11.36	13.47	19.75	18.35	16.35
法律援助服务	0.43	0.23	0.56	0.48	0.96	1.05	0.54
无障碍设施	1.98	0.63	0.4	1.03	0.34	0.38	0.77
信息无障碍	1.22	0.64	0.6	0.52	0.38	0.63	0.47
生活服务	6.57	3.89	4.54	5.04	7.15	7.89	5.76
文化服务	2.28	1.65	2.37	1.5	2.34	1.67	1.32
其　他	2.14	2.27	2.61	1.71	2.94	2.99	2.18

6. 结　论

全国残疾人曾接受康复服务最多的项，是医疗服务与救助、贫困残疾人救助与扶持、辅助器具、康复训练与服务、生活服务。在大多数项目上，城乡差异明显，在上文所提到的需求上，农村与城市除了对贫困残疾人的救助与扶持之外，需求大致相当。但是，到了服务扶助的接受上，城乡差异明显，城市在大多数方面高于农村，而且这些服务比较优质，而农村仅比城市高出两项，分别为教育费用补助或减免、贫困残疾人救助与扶持。即使在这两项上，比城市高出的比例不多于 2%。城市比农村在其余项目上高出的依次为：医疗救助与服务、辅助器具、康复训练与服务、职业教育与培训、就业安置或扶持、法律援助服务、无障碍设施、信息无障碍、生活服务、文化服务。

在不同年龄段上，服务与扶助提供的次序与需求的比例不太一致。医疗服务与救助、康复训练方面接受服务的次序从高到低均为成年人、老年人和青少年；而在辅助器具方面，次序则为成年人、青少年、老年人。在三个年龄段中，成年人接受状况均为最高。而在需求中，服务需求最高的是老年人。可见，在服务提供方面，应更倾向于青少年和老年人。

在就业安置或扶持提供上，男性多于女性，这与男女的需求状况不一致有关。在贫困残疾人救助提供上，男性也多于女性。

在接受贫困残疾人救助与扶持上，可能存在着贫困补助款按照残疾等级发放的情况，因为残疾人从一级到四级，接受扶持的百分比呈递减趋势（18.90%、15.54%、15.33%、9.81%）。

在辅助器具使用上，听力残疾人的需求最高，而在服务提供上，他们得到的百分比却最少。在贫困残疾人救助与扶持上，相对于其他类型的残疾人，听力残疾人接受的偏少，这可能与听力残疾在外观上不是太明显有关。

1.2.4 残疾人康复满足状况分析

残疾人康复满足状况指被调查人的康复需求和接受康复服务扶助状况的比值,用来衡量残疾人康复服务扶助提供和残疾人康复需求之间的差距。残疾人康复满足状况,即残疾人接受不同康复项目的满足状况差异,农村、城市残疾人康复满足状况,不同年龄段残疾人康复满足状况,男女残疾人康复满足状况,不同级别残疾人康复满足状况,不同类型残疾人康复满足状况。

1. 全国残疾人在不同项目上康复需求满足状况

在满足比例中,最多的项依次为:文化服务、信息无障碍、医疗服务与救助、无障碍设施、教育费用补助或减免,他们所占的比例分别为86％、64％、49％、38％和35％,见表1－17所列。这与残疾人最需要的服务项不一致。辅助器具的满足比偏低。辅助器具的需求最大,但康复服务扶助提供不足,所以应加大辅助器具的提供。与之类似,贫困残疾人的救助与扶持项目的提供也应该加大。

表1－17　全国残疾人在不同项目上康复需求满足状况

主要需求项目	需求总计/%	接受总计/%	满足比例/%
医疗服务与救助	72.78	35.61	49
辅助器具	38.56	7.31	19
康复训练与服务	27.69	8.45	31
教育经费补助或减免	1.76	0.61	35
职业教育与培训	1.16	0.27	23
就业安置或扶持	5.36	0.81	15
贫困残疾人救助与扶持	67.78	12.53	18
法律援助服务	1.66	0.5	30
无障碍设施	2.45	0.93	38
信息无障碍	1.02	0.65	64
生活服务	19.13	5.45	28
文化服务	1.98	1.71	86
其　他	2.1	2.18	4

2. 农村、城市残疾人康复需求满足状况

在城乡相对应的服务满足比上,城市有五个项目的满足比都要高出农村,这些项目分别是医疗服务与救助、辅助器具、康复训练与服务、职业教育与培训、就业安置或扶持和信息无障碍。它们所占的比例依次为:医疗服务与救助(64％,44％)、辅助器具(29％,15％)、康复训练与服务(39％,27％)、职业教育与培训(40％、18％)、就业安置或扶持(24％,11％)、信息无障碍(67％,57％)。在其余项目上,城乡差距不大,如表1－18所列。

表 1-18　农村、城市残疾人康复需求满足状况

主要需求项目	农村需求/%	农村接受/%	满足比例/%	城市需求/%	城市接受/%	满足比例/%
医疗服务与救助	73.21	32.22	44	71.48	45.78	64
辅助器具	38.07	5.9	15	40.04	11.55	29
康复训练与服务	26.33	7.09	27	31.77	12.54	39
教育经费补助或减免	1.82	0.64	35	1.58	0.55	35
职业教育与培训	1.17	0.21	18	1.14	0.46	40
就业安置或扶持	5.01	0.55	11	6.41	1.55	24
贫困残疾人救助与扶持	73.36	12.79	17	50.98	11.76	23
法律援助服务	1.51	0.47	31	2.11	0.57	27
无障碍设施	1.77	0.71	40	4.47	1.59	36
信息无障碍	0.86	0.58	67	1.48	0.84	57
生活服务	19.29	5.26	27	18.66	6.02	32
文化服务	1.84	1.6	87	2.4	2.02	84
其　他	2.15	2.11	98	1.97	2.39	121

　　在对贫困残疾人的救助与扶持的满足比的对比上,城市优于农村。因为与城市相比,农村对贫困残疾人的救助与扶持的需求更大。但是在得到这方面的康复服务扶助方面,城乡差别不大。这样就导致在贫困残疾人的救助与扶持方面,城市的满足状况要优于农村。

　　在其他方面,因为城乡的需求差别不大,所以在服务扶助提供方面,如果在一些项目上城市比农村高,在这些项目上,城市的满足比例优于城市。这些方面就是上述提到的医疗服务与救助、辅助器具、康复训练与服务、职业教育与培训、就业安置或扶持和信息无障碍。

3. 不同年龄段残疾人康复需求满足状况

　　青少年的康复需求满足比比成年人和老年人低。成年人和老年人在三个项目上的满足比例均可以达到 18% 或以上,而青少年在辅助器具和康复训练与服务两项上仅仅稍高于成年人。在医疗服务与救助、辅助器具、康复训练与服务三个方面上,成年人的满足比分别为 52%、30% 和 37%,老年人的满足比分别为 43%、31% 和 34%,而青少年的满足比则分别为 37%、23% 和 20%,如表 1-19 所列。

表 1-19　不同年龄段残疾人康复需求满足状况

主要需求项目	青少年需求 (0～17 岁)/%	青少年接受/%	满足比例/%	成年需求 (18～59 岁)/%	成年接受/%	满足比例/%	老年接受/%	满足比例/%
医疗服务与救助	70.87	35.95	51	74.81	35.24	47	38.3	43
辅助器具	39.36	7.83	20	37.71	6.75	18	7.3	31
康复训练与服务	28.88	9.09	31	26.42	7.77	29	4.3	34

4. 男、女残疾人康复需求满足状况

　　在这 12 个项目上,没有因为男女的差异而有太大的满足比的差异。在这些方面,男女的

满足比差别不大,基本不超过 10%,见表 1-20 所列。根据上文所述,残疾人男女在需求和接受康复服务方面的差别不大,基本可以忽略由性别造成的差异。

表 1-20　男女残疾人康复需求满足状况

主要需求项目	男性需求/%	男性接受/%	满足比例/%	女性需求/%	女性接受/%	满足比例/%
医疗服务与救助	70.87	35.95	51	74.81	35.24	47
辅助器具	39.36	7.83	20	37.71	6.75	18
康复训练与服务	28.88	9.09	31	26.42	7.77	29
教育经费补助或减免	1.92	0.67	35	1.58	0.56	35
职业教育与培训	1.41	0.3	21	0.9	0.24	27
就业安置或扶持	6.75	1.02	15	3.91	0.59	15
贫困残疾人救助与扶持	67.33	14.08	21	68.25	10.88	16
法律援助服务	1.8	0.52	29	1.51	0.47	31
无障碍设施	2.34	0.91	39	2.56	0.96	38
信息无障碍	1.06	0.63	59	0.97	0.66	68
生活服务	18.24	5.83	32	20.08	5.53	28
文化服务	2.13	1.72	81	1.82	1.69	93
其　他	2.06	2.25	109	2.15	2.1	98

5. 不同级别残疾人康复需求满足状况

在接受贫困残疾人救助与扶持方面,残疾人需求满足比从一级到四级,呈现出轻微的递减趋势,分别为 25%、23%、18%、16%。因为不同残疾人对于这方面需求没有明显差异,在接受康复服务上有轻微的递减趋势,所以在满足比上呈现出轻微递减趋势。

在教育费用补助、职业教育与培训上,一级残疾人的满足比要高于其他三类残疾人的百分点为 10%~15%。在信息无障碍的满足比中四类残疾人呈现出较大的差异,从一级到四级依次为 59%、96%、48%、71%。在文化服务中,四类残疾人的满足比较高,但浮动范围也较大,没有明显的增减趋势。从一级到四级残疾人的满足比分别为 96%、110%、94% 和 77%,见表 1-21 所列。

表 1-21　不同级别残疾人康复需求满足状况

主要需求项目	一级残疾人需求/%	一级残疾人接受/%	满足比例/%	二级残疾人需求/%	二级残疾人接受/%	满足比例/%	三级残疾人需求/%	三级残疾人接受/%	满足比例/%	四级残疾人需求/%	四级残疾人接受/%	满足比例/%
医疗服务与救助	72.38	34.86	48	74.18	37.35	50	70.3	33.33	47	74.12	36.28	49
辅助器具	34.23	6.88	20	40.28	9.5	24	49.38	7.75	16	32.98	6.59	20
康复训练与服务	28.95	8.01	28	29.3	9.76	33	24.5	7.7	31	25.66	8.72	34
教育经费补助或减免	1.69	0.82	49	1.56	0.54	35	1.41	0.54	38	1.88	0.61	32
职业教育与培训	1.16	0.53	46	0.99	0.18	18	0.92	0.21	23	1.15	0.23	20

主要需求项目	一级残疾人需求/%	一级残疾人接受/%	满足比例/%	二级残疾人需求/%	二级残疾人接受/%	满足比例/%	三级残疾人需求/%	三级残疾人接受/%	满足比例/%	四级残疾人需求/%	四级残疾人接受/%	满足比例/%
就业安置或扶持	4.69	1.05	22	3.53	0.07	2	4.2	0.03	1	5.5	0.12	2
贫困残疾人救助与扶持	75.42	18.9	25	66.21	15.33	23	62.65	11.54	18	62.18	9.81	16
法律援助服务	1.88	0.67	36	1.91	0.62	32	1.51	0.43	28	1.51	0.43	28
无障碍设施	3.08	1.11	36	2.6	1.09	42	1.96	0.78	40	2.45	0.9	37
信息无障碍	1.18	0.7	59	0.76	0.73	96	1.19	0.57	48	0.9	0.64	71
生活服务	23.46	6.9	29	20.19	5.95	29	17.44	5.18	30	17.65	4.9	28
文化服务	1.5	1.44	96	1.59	1.75	110	1.78	1.67	94	2.35	1.82	77
其他	2.07	2.4	116	2.24	2.25	100	2.07	2.04	99	2.05	2.16	105

6. 不同类型残疾人康复需求满足状况

在医疗服务与救助项目中,肢体残疾人的满足比例高于其他几类残疾人,肢体残疾人的满足比例为 65%,视力、听力、言语、智力、精神、多重残疾人的满足比例分别为 52%、74%、43%、43%、38%、35%。视力和精神残疾人的需求最高,而接受服务最高的是精神和肢体残疾人,所以就会呈现精神残疾人的总体满足比例不是最高,而肢体残疾人的满足比例最高的情况。因为听力、多重和肢体残疾人的需求最高,而听力残疾人接受的辅助器具服务较少,所以听力残疾人的满足比例不高。另外,肢体残疾人的需求为第二高,接受的辅助器具服务最多,所以肢体残疾人的满足比例较高。

在教育费用补助或减免上,言语残疾人的满足比例(19%)最低。其他残疾人的满足比例在 29%～45% 之间浮动。言语残疾人的特殊情况,是因为言语残疾人的需求最高,但是接受此方面的康复服务的情况和其他类型残疾人差别不大,所以造成了言语残疾人的满足比例最低。

在无障碍设施方面,智力和精神残疾人的满足比例超过了 100%(103%、173%),言语残疾人的满足比例为 77%,视力、听力、肢体和多重残疾人的满足比例在 30%～50% 之间。可以看出,最需要无障碍设施的视力、听力和肢体残疾人的满足比例偏低。

在信息无障碍方面,视力、肢体和精神残疾人的满足比例超过 100%,智力残疾人满足比例接近 100%,听力、言语和多重残疾人的满足比例为 20%、58% 和 48%。可见,获取信息最困难的听力和言语残疾人的满足比例确实是最低的。

在生活服务方面,各类残疾人的总体满足比例都较高。

在文化服务满足比上,智力残疾人满足比为最低的 33%,言语 52%,精神 64%,听力、视力、肢体和多重残疾人的满足比例超过了 80%,具体见表 1 - 22 所列。

表1-22 不同类型残疾人康复需求满足状况

主要需求项目	视力残疾人需求/%	视力残疾人接受/%	满足比例/%	听力残疾人需求/%	听力残疾人接受/%	满足比例/%	言语残疾人需求/%	言语残疾人接受/%	满足比例/%	肢体残疾人需求/%	肢体残疾人接受/%	满足比例/%	智力残疾人需求/%	智力残疾人接受/%	满足比例/%	精神残疾人需求/%	精神残疾人接受/%	满足比例/%	多重残疾人需求/%	多重残疾人接受/%	满足比例/%
医疗服务与救助	86.52	37.58	43	65.76	23.34	35	61.77	26.7	43	71.74	46.31	65	56.26	21.55	38	90.25	47.13	52	72.83	34.26	47
辅助器具	25.57	7.63	30	75.05	6.87	9	10.52	2.45	23	34.33	11.14	32	2.83	1.11	39	1.24	0.81	65	38.12	6.78	18
康复训练与服务	13.87	4.59	33	11.94	2.68	22	51.42	10.32	20	40.36	15.11	37	42.83	7.78	18	26.81	8.03	30	32.97	8.93	27
教育经费补助或减免	0.82	0.35	43	0.33	0.15	45	8.33	1.61	19	2.09	0.66	32	6.58	1.89	29	1.22	0.51	42	2.09	0.83	40
职业教育与培训	0.37	0.17	46	0.16	0.15	94	3.05	0.52	17	1.25	0.2	16	5.94	0.56	9	1.35	0.24	18	1.43	0.47	33
就业安置或扶持	2.45	0.6	24	1.13	0.32	28	13.18	1.12	8	7.74	0.88	11	14.89	1.6	11	8.82	1.04	12	5.14	0.89	17
贫困残疾人救助与扶持	71.28	11.63	16	51.39	5.73	11	62.25	11.36	18	73.62	13.47	18	74.33	19.75	27	76.42	18.35	24	72.35	16.35	23
法律援助服务	1.42	0.43	30	1.1	0.23	21	2.01	0.56	28	1.83	0.48	26	2.44	0.96	39	2.87	1.05	37	1.66	0.54	33
无障碍设施	5.25	1.98	38	1.43	0.63	44	0.52	0.4	77	3.26	1.03	32	0.33	0.34	103	0.22	0.38	173	2	0.77	39
信息无障碍	1.16	1.22	105	2.11	0.64	30	1.04	0.6	58	0.36	0.52	144	0.39	0.38	97	0.38	0.63	166	0.98	0.47	48
生活服务	25.91	6.57	25	13.85	3.89	28	15.53	4.54	229	16.05	5.04	31	26.95	7.15	27	24.83	7.89	32	20.82	5.76	28
文化服务	1.44	2.28	158	1.78	1.65	93	4.54	2.37	52	1.19	1.5	126	6.99	2.34	33	2.59	1.67	64	1.61	1.32	82
其他	2.36	2.14	91	2.2	2.27	103	2.53	2.61	103	1.5	1.71	114	3.32	2.94	89	3.2	2.99	93	1.78	2.18	1.22

7. 结　论

贫困残疾人救助与扶持、辅助器具、康复训练与服务、生活服务的满足比例偏低。满足比例最多的项是文化服务、信息无障碍、医疗服务与救助、无障碍设施、教育经费补助或减免。城乡差异体现明显,城市服务扶助满足比例优于农村。在服务满足比例上,城市有五个项目的满足比例高出农村 12％以上,这些项目为:医疗服务与救助、辅助器具、康复训练与服务、职业教育与培训、就业安置或扶持。在信息无障碍上,农村满足比例高于城市 10 个百分点。在其余项目上,城乡差距不大。青少年满足比例偏低。成年人和老年人的满足比例相对较高。而青少年在辅助器具和康复训练与服务方面是 20％左右。

在教育费用补助、职业教育与培训上,一级残疾人满足比例明显高于其他类别(高出 10％～15％)。

在信息无障碍的满足比例上,四类残疾人呈现出较大的差异,但并没有出现一致的递增或递减趋势。不同类型的残疾的满足比例,出现需求多的无法满足和超过需求的满足的现象。

在医疗服务与救助项目中,肢体残疾人的满足比例高于其他几类残疾人,而相对于其他类型的残疾人,肢体残疾人对这方面的需求最低。

在辅助器具满足比例上,精神残疾人的满足比例较高,而需求最高的听力残疾人的满足比例则为最低。

在教育费用补助或减免上,需求最高的言语残疾人的满足比例却是最低的。

在职业教育方面,听力残疾人的满足比例异常高。

在无障碍设施方面,智力和精神残疾人的满足比例超过了 100％,言语残疾人的满足比例为 77％,其余残疾人的满足比例在 30％～50％之间。

在信息无障碍方面,视力、肢体和精神残疾人的满足比例较高。

在生活服务方面,总体满足比例较高。

在文化服务满足比例上,除智力残疾人满足比例较低之外,其余类型残疾人的满足比例均较高。

第 2 章 我国康复辅助器具及服务保障体系发展概况

2.1 我国康复辅助器具及服务保障体系发展历程

自有人类以来就有残疾人,由于先天或是疾病、灾害、战争、事故等后天的原因而造成了残疾人——人类社会中特殊的群体,残疾人的历史是伴随着人类历史的开始而开始的。但残疾人社会保障并非同残疾人一同诞生,而是如同国家的产生一样,是一定历史时期的产物。而且随着时代的发展,其内涵和外延也在不断地发展变化。这主要是因为,残疾人作为一个社会群体,由于其生理和心理的特殊性,使得其本人及家庭在参与社会生活的过程中会遭遇种种困难,从而陷入困境,进而对整个社会带来影响,形成严峻的社会问题。因此,统治者基于不同因素的考虑,就不能无视这一社会特殊群体的存在,从而制定一些保护政策、施行相应的措施来保障或满足残疾人的基本需求,进而达到一定的社会和经济目的。这一系列保护残疾人的法律、政策或措施等就构成了残疾人社会保障制度。根据残疾人社会保障的内容和制度的发展成熟程度,可将中国残疾人社会保障制度的发展历史划分为五个阶段,即萌芽时期、初创时期、停滞时期、恢复时期和发展时期,具体年代的划分以重大历史事件的发生和重要法规的出台为依据,1949 年中华人民共和国的成立为制度萌芽时期和初创时期的分界点,1978 年党的十一届三中全会的召开是制度恢复时期的起点,而 1990 年《中华人民共和国残疾人保障法》的颁布则为制度发展时期的开端。

2.1.1 萌芽时期(约 170 万年前—1949 年)

原始社会至中华人民共和国成立前,历经千年的历史,之所以将这几千年的历史归为残疾人社会保障制度的萌芽时期,是因为,虽然在历朝历代都有为保证残疾人的基本生活而制定的相关政策和措施,但是由于历史的原因,这些政策都缺乏系统性,而且并未形成一个完整的制度体系,并且随着朝代的更迭,政策和措施也不断发生着变化。由于生产力低下而导致的认识的局限性,使得这些残疾人保障措施和政策缺乏全面性,历经几个世纪的发展,却仍停留在最基本的社会救济层面。尽管如此,历经千年的残疾人救济的理念仍然会对中国现代残疾人社会保障制度的建立和发展产生深远的影响。因此,古代中国所施行的残疾人保障措施是我国残疾人社会保障制度的萌芽。

虽然仅是萌芽阶段,但是为了更好地展现中国悠久的残疾人社会保障(或社会救济)历史,深入了解中国残疾人社会保障的根源和发展趋势,本书中仍将几千年的中国历史划分为不同的社会形态来分别进行论述,以便更好地描绘出传统残疾人社会保障的概况。对于个别朝代所属社会形态的划分,国内学界莫衷一是。本书基于回顾残疾人社会保障历史的目的,对各朝代所属社会形态的划分,是从一般认识的角度进行的,是一种大致的划分,对于两种社会形态过渡中的朝代,如春秋战国,则将其归为下一个社会形态。

1. 原始社会(约 170 万年前—公元前 21 世纪)

在原始社会中,人类还处于未开化的状态之中,改造自然、适应自然的能力极其有限,不得不过着茹毛饮血的生活。恶劣的自然环境和生活条件,必然大量地制造出先天和后天的残疾人,这些残疾人如果没有特殊的照顾和保护,更容易遭受来自自然界的威胁。

由于没有文字,无法记录下当时的实际情况,但是根据后人有关原始社会的文献资料,虽然其中可能存在一定的理想成分,但基本上可以大致反映当时残疾人的生活状况。

由于生产资料的公有制决定了原始社会具有一种氏族保障,所以凡是氏族内的每一个成员都是保障的对象,特别是氏族内部的鳏、寡、孤、独、废、疾几种人。《礼记·礼运》中这样描述:"大道之行也,天下为公,选贤与能,讲信修睦。故人不独亲其亲,不独子其子,使老有所终,壮有所用,各有所长,鳏寡孤独废疾者有所养;男有分,女有归。货恶其弃于地也,不必藏于己。力恶其不出于身也,不必为己。"只要是氏族内部的成员,人人平等,无论是否具有劳动能力,都可以获得一份物资资料。因此,原始社会所特有的氏族保障可以保证其内部的残疾人得到一定程度的照顾和养育。

2. 奴隶社会(公元前 21 世纪—公元前 476 年)

中国的奴隶社会大致跨越夏、商、西周和春秋四个朝代。从史料中可见,这一时期对残疾人的保障政策和措施较之其他朝代有着诸多的建树和创造,其中有很多的政策措施也是我们现代残疾人社会保障的主要政策。通过对史料的研究,夏商周时代有关残疾人的保障政策主要涉及以下几方面的内容。

第一,减免残疾人及其家庭的徭役赋税。《周礼》中记载,"以保息六养万民:一曰慈幼,二曰养老,三曰振穷,四曰恤贫,五曰宽疾,六曰安富"。其中宽疾就是指对体弱多病者(包括残疾人)施行赋税的减免。为了使这一政策得以有效的实行,还明确规定,对残疾人进行辨认和统计以减免其赋税,是地方治理的一项重要政务。

第二,鼓励残疾人自食其力,发挥自身的特殊禀赋。《礼记·王制》记载,喑聋、跛躃、断者、侏儒、百工各以其器食之。对残疾人保障的认识已从"皆有所养"到"各以其器食之",这是残疾人保障方面的巨大进步,对于现代残疾人社会保障的制度选择和安排有着十分重要的参考意义。当时的统治者已然认识到,残疾人同其他社会成员一样,都可以创造社会价值。而且,当时的统治者注意到,残疾人由于生理上的部分缺陷,会导致其他身体机能的代偿,以致其他身体机能异常发达,从而使许多残疾人具有某种独特的禀赋。因此,应重视残疾人的特殊禀赋,扬长避短,发挥优势作用,使残疾人各尽其才。因而,周朝的宫廷乐师及其机构的负责官员主要都是盲人。

第三,开展对残疾人的教育。周代宫廷、官府已设有残疾人的教育机构,并规定由大师、小师具体负责。周代的残疾人教育还充分注意到,残疾人不同于身体健全者,残疾人教育也不同于身体健全者的教育,有其自身的特点和规律。作为教育者,必须充分重视这一点。此外,周代的残疾人教育还注意到,应当给予残疾人适当的援助,帮助他们克服一些生理困难,顺利开展学习。譬如当时在瞽矇之下设置了眡瞭一职,眡瞭人均为有目之人,"皆所以扶工,以其扶工之外无事而兼使作乐"。帮助瞽矇学习、演奏。

第四，重视医疗工作，预防疾病和残疾的发生。在这一时期，已经开始重视对残疾的预防。据《周礼》记载，"医师掌医之政令，聚毒药以共医事。凡邦之有疾病者、有疕疡者造焉，则使医分而治之"。

3. 封建社会（公元前 475 年—19 世纪末 20 世纪初）

在中国两千多年的封建社会中，历朝历代为了保证社会的稳定、维护其统治地位，都施行了许多保障残疾人的政策和措施。虽然在不同的朝代所使用的具体政策和措施的名称存在差异，但是本质是一样的。大体来看，在封建社会时期，中国残疾人的保障政策和措施主要涉及以下几方面的内容。

第一，对残疾人给予一定程度的赈赡和抚恤。具体形式包括：赐谷、施粥、赠药等。如《周书》中记载，北周建德六年二月癸丑，武帝宇文邕诏曰："其有癃残孤老，饥饿绝食，不能自存者，仰刺史守令及亲民长司，躬自检校。无亲属者，所在给其衣食，务使存济。"据《元史·食货四》载："世祖中统元年，首诏天下，鳏寡孤独废疾不能自存之人，天民之无告者也，命所在官司，以粮赡之。至元元年，又诏病者给药，贫者给粮。"

第二，为孤老病残人员建立收容机构。如南朝齐文惠太子萧长懋所建六疾馆及梁武帝萧衍普通二年所建孤独园，唐朝设立的悲田养病坊和普救病坊，宋代的福田园、安济坊和漏泽园，明清代的养济院。

第三，减免赋税。承袭奴隶社会一些朝代的做法，为残疾人减免一定的赋税，以减轻其家庭的负担。据《新唐书·食货志一》记载："若老及男废疾、笃疾、寡妻妾、部曲、客女、奴婢及视九品以上官，不课。"

第四，积极医治残疾人，解除他们的病痛。据《宋史·食货志》载："安济坊亦募僧主之，三年医逾千人，赐紫衣、祠部牒各一道。医者人给手历，以书所治痊失，岁终考其数为殿最。"元朝又设立了惠民药局，这在癃病残疾之人的医疗中发挥了极大的作用。

第五，推广迄养政策，遣返残疾士卒。据《北史·魏本纪·显祖献文帝》载，皇兴二年（468年）十二月甲午，诏曰："顷张永敢抗王威，暴骨原隰。天下之人一也，其永军残废之士，听还江南。"同书《食货志》载，太和九年（485 年），下诏均给天下良田，……诸有举户老小癃残无授田者，年十一已上及癃者各授以半夫田，……民年八十已上，听一子不从役。孤独癃老笃疾贫穷不能自存者，三长内迄养食之。由最底层的地方行政机构具体负责迄养以癃老笃疾为主要成员的贫民，是北魏的创新。

4. 半殖民地半封建社会（1840—1949 年）

中国的半殖民地半封建社会时期主要包括清朝的末期和民国时期。这一时期，中国陷入无尽的战乱之中，人民灾难深重，经常处于饥寒交迫之中，但是仍制定了一些保障残疾人基本需求的政策和措施，主要包括两方面的内容。

第一，国民政府和其他社会慈善团体设立了众多的残疾人救济所。国民政府调查了江苏、浙江、江西、湖北、湖南、云南、福建、广东、河南、河北、山西、辽宁、吉林、黑龙江、热河、绥远、察哈尔、新疆 18 个地区的救济院以及旧有慈善团体所设立的救济事业，其中隶属于救济院的残废所有 70 所，属旧有慈善团体之中的残废所有 45 所。

第二，在救济所或救济院中将残疾人作为单独的一类与其他救济对象区分开来。国民政府颁发各地的《救济院规则》规定，各省区，各特别市，各县市政府，为教养无自救力之老幼残疾人，并保护贫民健康，救济贫民生计，于各该省区、省会、特别市政府及县、市政府所在地，应按规定设立救济院，各县乡区村镇人口较繁处所，亦得酌量情形设立之；救济院有养老所、孤儿所、残废所、育婴所、施医所、贷款所等多种类型。

5. 小　结

在漫长的中国历史上，历代统治者在维护国家统治、制定政策措施时，都注意到了残疾人这个独特的社会群体。但是，一般只是将他们划入鳏寡孤独残病等社会最困的社会阶层之中，很少为之特别独立一类，也未充分注意到残疾人在社会最贫困阶层之中的独特性。因此，直至 1949 年中华人民共和国成立，中国历史上还没有一部真正的关于残疾人保障的法律文书或政策。各代有关残疾人的政策是不成体系、不全面、零碎的，始终只是社会救济的一部分。零碎的残疾人政策主要包括三方面的内容：一是基本生活的救济，体现在施粥、建立救济院、减免赋税等方面；二是为残疾人提供医疗援助；三是开展残疾人教育。其中又以基本生活救济为主要的残疾人政策和措施。总体来看，保障内容单一，保障能力极其有限。

2.1.2　初创时期(1949—1965 年)

中华人民共和国成立之初，中华民族结束了一个多世纪的战乱，百废待兴。这一时期，对于残疾人的保障措施主要集中在以下几个方面。

第一，对革命伤残军人的抚恤。早在 1949 年 9 月，中国人民政治协商会议第一届全体会议就通过了《中国人民政治协商会议共同纲领》，其中明确规定："革命烈士家属和革命军人家属，其生活困难者应受国家和社会优待。参加革命战争的残废军人和退伍军人，应由人民政府给予适当安置，使其能谋生自立。"

其后，我国政府又陆续颁布了《革命残废军人优待抚恤暂行条例》《革命工作人员伤亡褒恤暂行条例》《民兵民工伤亡抚恤暂行条例》《残废军人乘车优待暂行办法》等。从此，在全国范围内有了统一的优抚工作法规，统一了革命烈士条件、革命军人负伤评残条件和残废等级；统一了牺牲病故、残废抚恤标准和抚恤制度，等等。

第二，残疾人的生活保障。除对于伤残军人施以抚恤保障以外，对于普通残疾民众也制定了相应的保障措施。1954 年，《关于民政部门与各有关部门的业务划分问题的通知》和《关于经济建设工程民工伤亡抚恤问题的暂行规定》相继出台，对于精神病人及麻风病人的收容管理和因工致残工人的医疗费用、抚恤金等都做出了详细的规定。1956 年，第一届全国人民代表大会第三次会议通过了《高级农业合作社示范章程》，其中对于农村的老、弱、孤、寡、残疾的社员提供保吃、保穿、保住、保医、保葬(老年人)或保教(幼年人)的基本保障，确立了中国农村的"五保"制度。

第三，对残疾人教育的关注。1951 年，周恩来总理签发《关于改革学制的决定》，要求各级政府设立特殊学校，对残疾儿童、青年和成人施以教育。随后，教育部在 1956 年发出《关于盲童学校、聋哑学校经费问题的通知》，对于特殊学校的经费标准以及残疾儿童的学习费用来源都做出了详细的规定。在 1957 年又发出《关于办好盲童学校、聋哑学校的几点指示》，对于特殊学校的学制、残疾儿童的入学年龄都做出了规定，并对办校方针、编制、教学改革等提出了要求。

　　除了上述这些对于特殊教育相关的制度安排之外,中国盲文工作者黄乃同志在旧盲文字母符型的基础上综合、调整,提出了以注音字母为基础、采用分词方法拼写普通话的《新盲字方案》,这一方案在1953年得到推广,从而统一了全国盲文文字,新中国几代、几十万盲人的命运得以改变。

　　第四,残疾人组织和刊物的创办。中国盲人福利会和中国聋人福利会分别于1953年和1956年成立,这些残疾人组织协助政府关心、扶助盲人和聋哑人,为盲人和聋哑人福利服务,同时也为日后残疾人联合会的成立奠定了组织基础。1954年,《盲人月刊》创刊,这是新中国成立以来残疾人的第一个刊物,为丰富残疾人的精神生活、为满足残疾人更高层次的需求起到了非常重要的作用。

　　总体来看,较之萌芽时期,这一时期残疾人的保障较为制度化、系统化。这一时期残疾人保障的制度安排,一方面是为了弥补长期战乱给民众带来的伤害,保证残疾人的基本生活,如制定伤残军人的抚恤措施和农村的"五保供养"制度;另一方面,残疾人组织的建立搭建了日后残疾人事业发展的平台。这一时期,残疾人特殊教育相关政策的制定为日后残疾人教育保障的完善和发展奠定了基础,而对于残疾人就业、康复等方面的问题并没有系统的制度安排,这是由当时的政治、经济、社会等环境因素决定的。因而,初创时期的残疾人社会保障制度更多地偏重于对残疾人基本生活的保障。

2.1.3　停滞时期(1966—1977年)

　　这一时期正处于新中国历史上的特殊时期。随着1968年内务部的撤销,所属中国盲人和聋哑人协会停止活动。1969年协会工作人员随同已撤销的内务部工作干部到湖北沙市岑河农场劳动,这十年内,协会工作完全中断,残疾人各项保障和福利工作几乎处于瘫痪状态。但即便如此,通过文献资料的搜索,可以发现在这一时期,仍有些许关于残疾人的保障措施,政府也并未忽视对残疾人的关怀。1970年,"文化大革命"开始时中断招生的北京市盲聋学校恢复招生。1971年,周恩来总理和叶剑英副主席分别视察北京市第三聋校,并深切嘱托,要把有残余听力的学生送到普小学习,要重视对聋童进行职业教育。

　　1973年周恩来总理指示有关部门组织调查组到北京、上海、辽宁、吉林、黑龙江、江苏、安徽、云南等省市调查盲人、聋哑人的情况。除了对残疾人施以关怀之外,针对革命伤残军人也出台了相应的政策。1976年财政部、总后勤部印发《关于革命残废军人评残工作中几个问题的通知》、1977年财政部印发《关于调整在乡革命残废人员抚恤标准的通知》,贯彻了"群众优待和国家抚恤相结合"的优抚工作方针,保障了革命残废军人的生活。虽然在"文革"后期出台了一些残疾人的保障措施,在"文革"期间也不乏对残疾人的关怀,但是从总体来看,这些措施和"关怀"仅是针对小部分残疾人的,大部分残疾人的生活、教育等保障仍处于停滞阶段。

2.1.4　恢复时期(1978年—20世纪80年代末)

　　"文革"结束之后,包括残疾人社会保障在内的各项社会事业处于恢复之中。1978年,中共民政部党组向中共中央、国务院作了《关于恢复中国盲人聋哑人协会组织和工作的报告》,经中央领导同志批示同意,中国盲人聋哑人协会立即恢复工作,并恢复出版《盲人月刊》。在这一时期,国际上开展了"残疾人年"和"残疾人十年"的行动,同时也制定了许多行动纲领来呼吁各国加大对残疾人这一群体的重视。在这样的国际背景下,中国政府采取了一系列的措施,开展了一系列的活动,加大了对残疾人事业的重视,如:1987 年进行了全国第一次残疾人抽样调查;1988 年,在国务院批准《中国残疾人事业五年工作纲要》后,由民政部、卫生部、国家教委、国家计生委等九个部委和组织组成了"全国残疾人三项康复工作协调小组"。这都为残疾人社会保障制度的建设和完善奠定了坚实的基础。在这一时期出台和制定的有关残疾人社会保障的政策措施,主要集中在以下几个方面。

第一,生活保障方面。除继续实施前期的各项生活保障措施之外,不仅注意随着经济的发展对保障标准进行适当的调整,如:1984 年,民政部、财政部发布《关于调整革命残废人员抚恤标准的通知》,而且还特别为农村民办残疾教师提供了生活补助;1988 年,国家教育委员会、财政部、人事部发布《关于农村年老病残民办教师生活补助费的暂行规定》,这在一定程度上反映了对残疾人教育工作者的关注,同时也表明残疾人生活保障范围在逐步地扩大。

第二,教育保障方面。这一时期的制度安排主要集中在出台残疾人教育的法律法规,建立特殊教育中心和研究机构。促进残疾人接受教育的政策、条例和规定主要是 1983 年的《关于贯彻中共中央、国务院〈关于加强职工教育的决定〉,切实抓好盲人聋哑人职工文化技术教育的通知》、1985 年的《关于做好高等学校招收残疾青年和毕业分配工作的通知》、1989 年的《关于发展特殊教育的若干意见》,等等,这些都为这一时期残疾人教育的发展提供了法律依据。此外,分别于 1982 年和 1988 年成立的中国教育学会特殊教育研究会和北京师范大学特殊教育研究中心,集中了特殊教育领域以及相关领域的专家和学者,为我国残疾人教育保障的逐步完善和发展提供理论支持。

第三,就业保障方面。在这一时期,政府和社会开始关注残疾人的就业问题,主要采取的措施是集中就业和鼓励残疾人创业。集中就业是将残疾人安排到福利企业进行就业,并且对福利企业的税费进行相应的减免。具体措施有:1981 年财政部、民政部发布《关于民政部门举办的福利生产单位交纳所得税问题的通知》,该通知中将福利生产单位所交纳的所得税同雇用残疾人的比例相挂钩,在一定程度上促进了残疾人的就业。1983 年,民政部、劳动人事部联合发出《关于进一步做好城镇待业的盲聋哑残青年就业安置工作的通知》。1987 年,民政部、国家工商行政管理局联合发出《关于盲人聋哑人协会组织盲聋哑残人员举办经济实体有关政策问题的通知》。1989 年,民政部、劳动部、卫计委、中国残疾人联合会发布《社会福利企业招用残疾职工的暂行规定》。虽然这些政策措施相较于当前的就业措施而言,无论在内容上还是保障范围上都是无法比拟的,但毕竟开启了残疾人就业保障的大门,为残疾人就业权利的实现迈出了坚实的一步。

第四,康复保障方面。这一时期更多的是进行康复基础设施的建设,为日后残疾人康复保障的发展创造条件。主要是在 1983 年成立了中华聋儿语言听力康复中心,它是对聋儿进行康复、听力语言训练的研究与指导机构。在 1988 年 9 月,更名为中国聋儿康复研究中心。设有医疗门诊部、语言训练部、咨询函授部、科技研究室,它集医疗、教育、科研于一体,是综合性康复研究机构。1987 年成立的中国残疾人康复协会无喉者康复研究会以及 1988 年成立的中国康复研究中心,这些都为残疾人康复保障的发展奠定了基础。

第五,无障碍环境方面。我国无障碍设施的建设起步于北京,1985 年随着中国残疾人联合会"为残疾人创造便利的生活环境"倡议的提出,北京市政府决定将西单等地的 4 条街道作为无障碍改造试点,并于 1988 年发布了《方便残疾人使用的城市道路和建筑物设计规范》,此规定于 1989 年开始施行,规范了残疾人无障碍设施的建设标准,进而有利于残疾人能够分享公共设施。

总体来看,这一时期残疾人社会保障制度是对"文革"时期遭受破坏以致停滞的残疾人保障事业的恢复,在重新建立起残疾人基本生活保障制度的基础之上,在国际关注、关爱残疾人的大环境的影响之下,重新审视了残疾人对社会进步和经济发展的贡献。在这一时期的后半阶段,逐步开始了对残疾人各项公民权利实现的关注,出台和制定了一系列具体的措施,来体现对残疾人教育、就业及康复权利的关注。这一系列重大举措的实施,使中国的残疾人社会保障制度逐步由保障生存的初创阶段,开始进入到以"平等、参与、共享"为宗旨,注重残疾人教育、康复等权利实现的全面发展阶段。

2.1.5　发展时期(20 世纪 90 年代初至今)

20 世纪 90 年代是我国残疾人各项事业发展的重要时期,在这一时期,我国第一部专门保障残疾人权益的法律——《中华人民共和国残疾人保障法》于 1990 年诞生,它以法律的权威性保障了残疾人权利的实现,使残疾人各项工作走上了法律化、规范化和制度化的轨道。随后,《残疾人教育条例》《残疾人就业条例》《无障碍环境建设条例》《关于加快推进残疾人社会保障体系和服务体系建设的指导意见》等政策措施和法规应运而生,为残疾人社会保障的发展以及各项公民权利的实现提供了法律保障和支持。同时,在这一时期,进行了第二次全国残疾人抽样调查(2006 年),为新形势下残疾人社会保障及其他残疾人事业的发展提供了统计依据。另外,在全国范围内,广泛开展各种形式的扶残助残活动,如"全国助残日""志愿者助残"等,不仅为残疾人解决了大量的具体问题,而且营造了扶残助残的良好社会风尚,有利于残疾人社会保障制度的完善和发展。具体而言,在这一时期,残疾人社会保障主要在以下几方面得到了进一步的发展和完善。

第一,生活保障方面。这一时期,随着经济的逐渐发展和社会的逐步进步,政府和社会有能力为残疾人中的不同类型的群体提供基本生活方面的保障,以保障所有的残疾人能够分享经济社会发展的成果。如,1995 年,国务院残疾人工作协调委员会转发了李鹏同志对北京市《关于城镇无劳动能力的重残人困难户给予适当困难补助的通知》所做的重要批示,将北京的做法推广到全国其他地区,切实解决特困残疾人的生活问题。1998 年发布的《关于做好下岗残疾职工基本生活保障和再就业工作的通知》是为保障下岗残疾职工的基本生活不因劳动收入的减少而受影响所制定的保障措施,在特殊的时期,它不仅保障了下岗残疾职工的基本生活,同时对于稳定社会、促进国有企业改革也发挥了重要的作用。2005 年劳动和社会保障部发出的《关于城镇贫困残疾人个体户参加基本养老保险给予适当补贴有关问题的通知》,以及 2009 年中国残联发布的《关于在新型农村社会养老保险试点中做好残疾人参保工作的通知》都有利于残疾人中的特殊群体参与社会保险,进而在一定程度上解决了他们的后顾之忧。

第二,教育保障方面。1994 年颁布的《残疾人教育条例》是保障残疾人教育权利的重要法规,其中明确规定实施残疾人教育,应当贯彻国家的教育方针,并根据残疾人的身心特性和需要,全面提高其素质,为残疾人平等地参与社会生活创造条件;同时,对各级各类特殊教育的组织机构、课程设置、教学模式等也进行了规定,并就特殊教育教师、物资条件保障、奖励与处罚等做了相应的规定。

《残疾人教育条例》的颁布标志着我国残疾人教育法制建设进入了专项立法阶段,为我国残疾人教育保障的完善和发展写下了崭新的一页。此外,这一时期还非常重视对特殊教育教材的编写和审定工作,如:第一批全国盲人按摩专业统编教材于 1996 年在北京审定,1999 年全国盲人按摩高等教育统编教材审定会通过了《按摩学基础》《儿科按摩学》《内科按摩学》《妇科按摩学》四门大学按摩教材。这些教材的出版填补了我国历史上盲人按摩高等教育教材的空白。

第三,就业保障方面。这一时期,政府加大了对残疾人就业的重视,陆续出台和发布了一系列促进残疾人就业的政策措施和法律法规。如 1992 年发布了《关于在部分城市开展残疾人劳动就业服务和按比例就业试点工作的通知》,开始了对残疾人提供就业服务和按比例就业的试点工作,为残疾人就业服务的发展和按比例就业的实施开创了良好的局面。针对由于国有企业改革所引发的下岗浪潮,1998 年中国残疾人联合会、劳动和社会保障部联合发布了《关于做好下岗残疾职工基本生活保障和再就业工作的通知》,专门解决下岗残疾职工的再就业问题。针对残疾人普遍就业难的问题,近些年来涌现出很多自强自立的残疾人,他们通过自我创业不仅实现了自身的发展,而且在一定程度上也为其他残疾人创造了就业机会。多年的实践证明,残疾人个人或自愿组织起来从事个体经营,不仅可以解决残疾人自身的温饱,实现他们平等参与、奉献社会的愿望,而且可以减轻国家、社会负担以及整个社会的就业压力,是新形势下解决残疾人就业的有效途径。因此,中国残联、劳动和社会保障部等于 1999 年下发了《关于积极扶持残疾人个人或自愿组织起来从事个体经营的通知》,为残疾经营者创造良好的经营条件和环境,积极扶持残疾人个人实现就业。2007 年国务院颁布的《残疾人就业条例》明确规定了我国采取的残疾人就业形势为:集中就业、按比例就业、残疾人自主创业和自主择业,同时对残疾人在就业过程中的权益保障也做出了具体的规定,保障了残疾人的就业权利。

第四,康复保障方面。由于康复是帮助残疾人恢复或补偿功能、提高生存质量、增强社会参与能力的重要途径,且残疾人中大多数都有康复的需求,因此在 1988 年我国政府就把残疾人康复保障工作纳入国民经济和社会发展的计划,并且得到了逐步的发展,康复机构从无到有,专业队伍由小到大,社区康复稳步推进。特别是在进入新世纪(21 世纪)后,我国政府出台和制定了保障残疾人康复权利的政策和措施,在一定程度上保障了残疾人康复需求的满足,如 2002 年发布的《关于进一步加强残疾人康复服务工作的意见》、2005 年发布的《关于开展全国残疾人社区康复示范工作的通知》以及 2007 年卫生部、中国残联等发布的《关于加强残疾人社区康复工作》等文件。除政策措施之外,这一时期,我国还逐步加强了对康复学科的建设以及康复专业人员的培训、培养,以为残疾人康复保障的健康发展提供智力和人力支持,如 2004 年,中国聋儿康复研究中心编写的《新编聋儿早期康复教育丛书》出版,这是加强聋儿康复学科建设和提高聋儿康复水平的重要举措。2007 年,全国孤独症儿童康复训练培训班在江苏省南京市举办,全国孤独症儿童康复训练领域的专家和来自全国各省(自治区、直辖市)的孤独症儿童康复训练试点机构骨干教师共 90 余人参加了培训。同年,第一期全国残疾人康复咨询培训班在北京举行,来自全国 14 个省 43 名从事残疾人康复管理工作的同志参加了培训。

第五,无障碍环境方面。这一时期,我国对无障碍环境的改善和建设得到了突飞猛进的发展。1991 年我国第一条方便盲人行走的无障碍道路——北京市海淀区蓝靛厂盲道竣工。2001 年对 1988 年发布的《方便残疾人使用的城市道路和建筑物设计规范》进行修改,出台了《城市道路和建筑物无障碍设计规范》,进一步规范了残疾人无障碍设施的建设标准,并且使我国无障碍建设逐渐变为强制标准。2012 年国务院颁布了《无障碍环境建设条例》,这是我国第一部关于无障碍设施的行政法规,有利于创造无障碍环境,保障残疾人等社会成员平等参与社会生活。这些政策措施和法律法规的出台和不断完善,为我国残疾人无障碍环境的营造提供了建设标准和依据以及法律保障。

总体来看,这一时期,残疾人社会保障在政府和社会的关注之下得到了前所未有的发展,残疾人的各项公民权利随着制度的不断完善而逐步得以实现。较之前一时期制度的发展状况来看,这一时期,随着《中华人民共和国残疾人保障法》的颁布以及《残疾人教育条例》《残疾人就业条例》等法律法规的出台,残疾人社会保障以及其他残疾人事业走上了法制化、规范化的轨道,为残疾人的自身发展和权利实现提供了法律保障。这有利于残疾人社会保障制度的可持续发展,有利于残疾人切实分享经济社会发展的成果,有利于残疾人公民权利的真正实现。这些都体现了残疾人社会保障制度已逐步从保障基本生活的初级阶段步入注重残疾人全面发展的新阶段。

2.2　我国康复辅助器具及服务保障体系建立的必要性分析

健康是促进人的全面发展的必然要求,是经济社会发展的基础条件,是民族昌盛和国家富强的重要标志,也是广大人民群众的共同追求。残疾是人类健康状况的一部分,我们每个人几乎都会在生命的某些节点上出现永久性或暂时性的残疾情况。随着经济社会和人口老龄化发展,老年人、残疾人等失能者对获得有品质、有质量的辅助器具服务的需求日益增长。有研究指出,80%以上的残疾人和50%以上的老年人需要借助辅助器具的帮助。保障有需求的残疾人、老年人获得基本辅助器具服务,让他们通过辅助器具的帮助,实现功能补偿和改善、生存质量得以提高、社会参与能力得以增强,是党和政府日益关注的公共服务的一项重要内容。

近年来,国务院发布《关于印发"十三五"加快残疾人小康进程规划纲要的通知》《"健康中国2030"规划纲要》《关于加快发展康复辅助器具产业的若干意见》《残疾预防和残疾人康复条例》等一系列重要法规和文件,都明确提出了关于保障辅助器具服务的要求。我国很多地区在实施基本辅助器具服务项目、补贴服务、社区租赁等方面进行了很多有益的实践和探索,为我国辅助器具保障制度的建设提供了很多经验,进一步推进了我国辅助器具保障制度建设与国际接轨。

2.2.1　辅助器具是残疾人参与社会生活的基本需求

很多史料说明,人类社会很早就利用辅助器具改善功能障碍。今天,辅助器具产品种类更加丰富,功能更加强大,为残疾人提供的帮助更加多样,已经成为残疾人生活的必需品。截肢的残疾人装配了合适的假肢可以像健全人一样行走,低视力患者适配了合适的助视器也能一样阅读,聋儿验配了助听器能够像健全儿童一样听和说,走进课堂学习成长。随着社会文明和科技的进步,越来越多的辅助器具不断地被研制和生产出来,帮助各类残疾人充分发挥潜能,实现与健全人共同发展。在我们人类尚无法避免残疾,也没有其他更为合适的方式来克服残疾带来障碍的情况下,残疾人通过辅助器具服务补偿和改善功能,以适应他们的康复、教育、就业和日常生活等方面的需要,是残疾人参与社会生活的基本需求,也是残疾人保持良好生活质量的有效保障。

2.2.2　残疾人辅助器具服务能发展社会生产力和减少社会支出

　　残疾人由于各种功能障碍,其参与社会生产和劳动的能力大大下降。实践证明,辅助器具的运用可以预防和减少残疾,可以代替和补偿残疾导致的功能降低。给残疾人适配残疾人辅助器具可以使残疾人的功能障碍得到改善,生活能力得到很大的提升,从而可以更好地学习、工作和参与社会生活,像健全人一样学习和工作,创造社会价值,贡献社会。著名科学家霍金就是一个典型的例子,沟通交流辅具、移动辅助器具在霍金的科学研究过程中扮演了不可或缺的角色。残疾关系到的不仅仅是残疾人本人,更关系到他(她)的家庭,尤其是那些功能障碍严重的残疾人,更需要他人护理和生活上的照顾。辅助器具服务可以减少家庭和社会护理的负担,以长期卧床的重度残疾人为例,防压疮床垫的使用可以有效减少压疮的发生,一块防压疮床垫的成本在 1 000 元左右,而压疮的治疗和护理成本在 10 000 元以上,同时压疮还会给残疾人带来很大痛苦,严重影响其生活质量。此外,重度残疾人需要他人照料,移乘辅具、生活自助具、护理辅具的使用,可以大大减少护理人的负担,减少其在护理工作上的精力投入、时间投入。从某种程度上说,也有效地解放了生产力。鉴于辅助器具服务可以预防残疾,减轻护理者的护理负担,降低保健成本;还能减轻残疾影响,极大地提升残疾人本人的活动能力,因此,我们不难理解保障残疾人辅助器具服务是解放和发展社会生产力的有益手段。正如 WHO 发布的《社区康复指南》(健康部分)中指出:"对大多数残疾人来说,获得辅助器具是必要的,而且是任何发展方式的重要组成部分。没有辅助器具,残疾人可能无法接受教育或不能工作,以致无法摆脱贫困。"因此,保障残疾人的辅助器具服务,对于解放和发展生产力、推进社会发展具有一定的作用。

2.2.3　获得辅助器具服务是残疾人人权得到保障的体现

　　人权是现代社会的基石。残疾人与健全人一样,他们的人权是生而有之,应当受到尊重和保护。尊重和保障人权已经越来越得到国际社会的重视。我国政府也高度重视人权保障,2004 年"国家尊重和保障人权"成为我国重要的宪法原则。2013 年 11 月 12 日,党的十八届三中全会将"人权的司法保障"写入《中共中央关于全面深化改革若干重大问题的决定》,作为人权保障的内容之一,保护残疾人合法权益,改善残疾人生活质量,是国际社会的共同职责。中国政府作为联合国《残疾人权利公约》缔约国做出了履约承诺,承诺确保并促进充分实现所有残疾人的一切人权和基本自由,使其不受任何基于残疾人的歧视。《中华人民共和国残疾人保障法》第四条提出,"国家采取辅助方法和扶持措施,对残疾人给予特别扶助,减轻或者消除残疾影响和外界障碍,保障残疾人权利的实现。人权包括生存权和发展权,而辅助器具服务是残疾人生存和参与社会的技术保障(科技进步对残疾人的价值补偿),自然也应该得到"特别扶助"。《残疾人权利公约》在多处提到辅助器具和辅助技术,例如第七条规定,"促进研究和开发适合残疾人的新技术,并促进提供和使用这些新技术,包括信息和通信技术、助行器具、用品、辅助技术,优先考虑价格低廉的技术";第八条规定,"为残疾人提供无障碍信息,介绍助行器具、用品和辅助技术"。第五十八届世界卫生大会有关《残疾,包括预防和康复》决议中也指出,"确保为有特殊需要的人提供充分的医疗,以方便他们获得这种护理,包括获得假体、轮椅、驾驶辅助装置以及其他设备"。由此可见,保障残疾人辅助器具服务既是保障人权的需要,也是世界人权保障的潮流方向。

2.2.4 提供辅助器具服务体现社会文明和社会公正

人类文明的发展过程其实就是人的不断解放和发展的过程,最终目标是实现人自由而全面的发展。它不但涉及经济基础、社会制度的变革,也要求社会思想文化的全面进步。残疾人的解放和发展,就是消除社会的愚昧、偏见和歧视,是消除残疾人的障碍,全面发展,实现"平等参与 共享"。残疾人是人类的重要组成部分,可以说,残疾人发展是衡量人类解放的广泛性与深刻性的重要尺度之一,特别在当今社会,对人的尊重和关爱已经成为全世界人民的共识。

因此,我们认为对残疾人辅助器具服务需求的保障水平,体现了社会文明的水平。中国残联第七届名誉主席邓朴方先生曾经在参观 2011 中国国际福祉博览会时指出:"辅助器具发展关乎国家大局,关乎以人为本的社会理念。"社会公正实质上是一个社会规则体系,由保证人的基本尊严和基本权利、机会平等、按照贡献进行分配、社会调剂等规则共同组成。公正的理念依据是平等、自由和社会合作,公正理念已经成为现代社会的民众所普遍认同的基本理念。维护社会公正是我国社会制度本质的要求,党的十八届五中全会更是进一步强调了社会公正的理念。国家基于残疾人对基本生存的需要做出制度性安排,保障残疾人辅助器具服务的需求,化解物质环境和社会环境给残疾人造成的各种障碍,确保残疾人拥有均等机会自主行使他们的社会生活权益,是促进社会的公正与和谐的要求和内容,是残疾人作为社会一员与其他社会成员平等共享经济社会发展成果的权利体现。

2.2.5 保障残疾人基本辅助器具服务是政府的责任

自有人类,就有残疾人。工业文明在给社会带来进步的同时,也成了残疾的源头之一。辅助器具服务作为残疾人康复的重要手段之一,是公共服务的重要内容之一,保障残疾人获得所需要的辅助器具服务是政府应有的责任。许多经济社会较为发达的国家和地区相继建立了较为完善的相关的残疾人辅助器具服务保障制度体系,并通过法律的形式予以保障,明确了政府的责任。德国《社会法典》第 5 卷第 33 条第 1 款规定:"被保险人有资格获得在特殊情况下需要的助视、助听、假肢、矫形器或其他辅助器具。"资金来源方面,根据残疾人的年龄和身份不同确定了不同的资金来源渠道。对于 3~21 岁的残疾人,辅助器具配置及相关服务由政府财政完全承担;21 岁以上因工致残者由工伤保险基金负责;21 岁以上因病或者其他原因致残的劳动者由养老保险基金负责,非劳动者因疾病伤残康复需要的辅助器具则由医疗保险和长期护理保险基金负责。日本通过《护理保险法》(2000 年)对 65 岁以上的老人或 40 岁以上的特定疾病患者提供辅助器具、护理服务等保障。《残疾人自立支援法》(2006 年)对残疾人(肢体残疾人、智能残疾人、精神残疾人)以及残障儿童(《儿童福祉法》规定的残障儿童、未满 18 岁的精神残疾人)提供辅助器具、康复训练等保障。我国台湾地区 1999 年就颁布了《台湾身心障碍者保护法》《台湾残疾人医疗及辅助器具费用补助办法》(2011 年修订)和《台湾残疾人就业辅助器具补助办法》等多项法律政策保障残疾人获得辅助器具服务。随着社会经济发展,辅助器具服务工作也得到了党和政府更多的关注与支持。《中共中央、国务院关于促进残疾人事业发展的意见》(中发〔2008〕7 号)提出,"对贫困残疾人康复训练、辅助器具适配等基本康复需求给予补贴……鼓励和支持残疾人服务领域的科技研究、引进、应用和创新,提高信息化水平,扶持残疾人辅助技术和辅助器具研发、生产和推广,促进相关产业发展"。《国务院办公厅转发中国残联等部门和单位关于加快推进残疾人社会保障体系和服务体系建设指导意见的通知》(国办发〔2010〕19 号)提出,"有条件的地方对重度残疾人适配基本型辅助器具、残疾人家居环境无障碍建设和改造、日间照料、护理、居家服务给予政府补贴。通过国家科技支撑计划、自然科学基金、哲学社会科学基金等渠道,支持、鼓励高等院校、科研院所、企事业单位研究开发、推广应用为残疾人服务的辅助技术和产品。制定政策鼓励扶持辅助器具等相关产业发展"。《中华人民共和国国民经济和社会发展第十二个五年规划纲要》提出要"构建辅助器具适配体系,推进无障碍建设"。

2.2.6　建立和完善辅助器具服务保障政策是全面实现小康社会的要求

改革开放以来,我国经济社会高速发展,经济上取得了巨大的成就,社会也在发生剧烈的转型。建立与中国经济社会发展相适应的新型社会保障体系,对于共享经济发展成果,促进社会稳定发展具有重要的意义。残疾人社会保障是新型社会保障的重要组成部分,辅助器具服务保障是残疾人社会保障的重要内容。在当前我国全面构建新型社会保障体系的过程中,探索建立符合我国国情的残疾人辅助器具服务保障制度,并随着经济社会发展不断丰富和完善,使之能够不断地满足残疾人日益增长的基本辅助器具服务需求,是我们当前和今后一个时期的重要基础性工作。国务委员王勇在中国残联六代会闭幕词的讲话中强调指出:"要完善残疾人社会保障体系,推动建立辅助器具补贴等福利制度,为残疾人提供兜底的社会保障。"这充分说明残疾人辅助器具服务保障制度作为我国新型社会保障体系的组成部分,已经得到政府的认同和重视。

党的十八大报告提出 2020 年实现全面建成小康社会。这个小康是包括残疾人在内的全中国人民的小康。残疾人得到应有的辅助器具服务保障,既是推进小康建设的要求,也是加快小康进程的重要手段。2015 年 1 月 20 日,国务院下发的《国务院关于加快推进残疾人小康进程的意见》提出,"实施重点康复项目,为城乡贫困残疾人、重度残疾人提供基本康复服务,有条件的地方可以对基本型辅助器具配置给予补贴"。

2.2.7　出台辅助器具服务保障制度将极大促进辅助器具产业发展

在我国,目前有残疾人 8 500 万,老龄人口超过 2 亿人。其中残疾人和失能的老年人普遍都有对基本型辅助器具的需求。此外,还有相当数量处于康复期的伤病人也需要辅助器具。目前,中国的辅具市场规模约为 1 600 亿元,已经成为世界上辅助器具需求最大、增长最快的国家。随着我国人均消费水平和健康意识的提高,辅助器具向着衣食住行、学习、就业、交流、娱乐各领域延伸,市场开发的空间更大。按照实际需求测算,未来总生产规模可以达到 6 亿件,总产值在 1 万亿元左右。这是一个值得政府和业界高度重视和关注的新的经济增长点。与产业发展的广阔前景相对应的是制度设计上的缺失。由于我国尚未形成政策保障体系,辅助器具保障仍停留在较低的救助层次,保障的范围相对较窄、配置的品种较单一、保障的水平较低,大部分残疾人还得不到稳定持续的服务。政策的缺失,加之残疾人购买力低下,导致市场活跃度不够,社会资本参与度不足。建立并完善辅助器具服务将有效地释放残疾人的需求,吸引企业参与到辅助器具服务领域,盘活市场机制,推动辅助器具产业发展,使之成为国民经济的增长点。

总之,建立残疾人基本辅助器具服务保障制度利国利民,既能造福每一个残疾个体,也能推动经济和社会的发展大局。为残疾人提供稳定的制度性保障,可以提高其生活水平,有助于维护社会的稳定和发展。但是,我国的辅助器具服务工作起步较晚,保障制度的构建不能一蹴而就,既需要顶层设计,也需要夯实基础,可谓任重道远。

2.3 我国辅助器具服务保障体系发展现状

2.3.1 法律法规保障和政策方面

1991年《中华人民共和国残疾人保障法》的颁布及2008年的修订,使得残疾人辅助器具事业的发展及残疾人享有辅助器具服务有了法律依据,其中第20条规定"政府有关部门应当组织和扶持残疾人康复器械、辅助器具的研制、生产、供应、维修服务",第48条规定"各级人民政府对贫困残疾人的基本医疗、康复服务、必要的辅助器具的配置和更换,应当按照规定给予救助"。我国始终重视辅助器具事业产业发展及残疾人享有辅助器具服务,在政策保障方面也给予重点支持。残疾人辅助器具事业除纳入残疾人事业五年规划外,2008年《中共中央、国务院关于促进残疾人事业发展的意见》《中华人民共和国国民经济和社会发展第十二个五年规划纲要》及《国家基本公共服务体系"十二五"规划》也提出发展辅助器具产业、构建辅助器具适配体系及鼓励有条件的地方对重度残疾人适配基本型辅助器具给予补贴。2015年《国务院关于加快推进残疾人小康进程的意见》提出"实施重点康复项目,为城乡贫困残疾人、重度残疾人提供基本康复服务,有条件的地方可以对基本型辅助器具配置给予补贴"。2017年7月1日起施行的《残疾预防和残疾人康复条例》则将辅助器具配置作为残疾人社区康复工作的一部分,要求县级政府加大支持力度,进一步落实残疾人辅助器具政策。北京、辽宁、上海、江苏、福建、宁夏等省市区以及深圳、宁波、济南等地制定了辅助器具补贴政策,2018年,还有部分地区出台残疾人辅助器具的补贴政策。下面就北京市、深圳市、江苏省、福建省和宁波市五个地区的残疾人辅助器具补贴政策进行比较分析。深圳市于2010年率先出台《深圳市残疾人辅助器具服务管理办法》。2015年,宁波市出台了《宁波市残疾人辅助器具服务管理办法》。2016年,北京市出台《北京市残疾人辅助器具服务管理办法(试行)》,江苏省出台《江苏省残疾人辅助器具适配补贴暂行办法》。2017年,福建省出台《福建省残疾人基本型辅助器具适配补贴实施办法》。系列政策的出台为辅助器具服务工作的快速发展提供了充足动力,直接体现在各级政府和残联对辅助器具服务工作的重视和投入上。各级地方政府逐渐认识到辅助器具服务的公益性和专业性,将其纳入民生工程或为民办实事工程,不断加大投入。

《辅助器具推广和服务"十三五"实施方案》显示,2015年,在持证的2 600万残疾人中有920万提出辅助器具需求,有758万持证残疾人和残疾儿童未得到基本的辅助器具服务。除此之外,在老龄化和高龄化的背景下,我国长期卧床、生活不能自理的老年人已达到2 700万人,半身不遂的约有70万人,82万老年性痴呆病人中约有24万人长期卧床,失能老年人的增加导致对辅助器具需求的快速增长。这些人群多数难以通过社会救助政策解决其辅助器具需求。在实现全面建成小康社会背景下,完成"残疾人辅助器具适配率达到 80%"的目标,就需要建立一套完善的辅助器具社会保障制度,包括面向贫困残疾群体的辅助器具适配社会救助政策、面向疾病康复和工伤康复群体的辅助器具适配社会保险政策,以及面向全体残疾人的辅助器具适配政策。从发展趋势看,"十三五"期间,伴随经济社会发展和我国社会保障体系的健全,我国的辅助器具政策将逐步由救助型向福利型转向。

1. 社会保障形式

我国残疾人辅助器具社会保障形式,主要有以项目为主的社会救助、以工伤保险为主的社会保险、对伤残军人的优抚条例及近年来各地取得快速发展的辅具补贴制度。

(1) 救助项目

我国的辅助器具社会救助政策始于"八五"期间,从保障贫困残疾人开始。1991 年,国务院批转了中国残疾人事业"八五"计划纲要,首次提出"用品用具"的说法,要求"八五"计划期间建立全国残疾人用品用具供应服务总站,60 个供应服务站和一批供应服务点,逐步形成供应服务网络,并要求政府有关部门对供应服务网络的建设和残疾人用品用具的开发、生产、供应、维修、服务给予扶持。1992 年 11 月国务院贫困地区经济开发领导小组、中国人民银行、中国农业银行和中国残联联合发布的《关于开展康复扶贫工作的通知》,首次提出为生活贫困的残疾人提供辅助器具适配所需的资金支持。从"十五"开始,中国残联每 5 年制定残疾人辅助器具服务实施方案,确定主要任务、具体措施及中央、地方和社会筹款经费使用范围。

实施贫困残疾人辅助器具救助项目,从为贫困残疾人装矫形器和购买残疾人用品用具补助,逐步拓展到为贫困残疾人配普及型假肢和矫形器、免费发放基本型辅助器具,为贫困低视力残疾人免费配用助视器,为贫困重度残疾人适配基本生活所需的辅助器具,为具备就学就业能力的贫困残疾人适配辅助器具等多元化服务。到"十二五"期间,辅助器具社会救助政策已经逐渐实现系统化(见表 2-1 所列)。同时还积极调动国内外社会力量,在全国实施"长江新里程计划假肢项目"(项目完成情况见表 2-2 所列)、"残疾人事业专项彩票公益金康复项目""贫困残疾儿童抢救性康复项目""七彩梦行动计划"、CBM、"曹氏基金会"、国家电网等项目。通过实施并完成各类辅助器具救助服务项目,为千万贫困残疾人提供辅助器具服务(服务情况见表 2-3 所列),帮助贫困残疾人有效改善了生活、生存状况,提升了其社会参与能力,对促进我国辅助器具保障制度建设提供了很好的经验。

表 2-1　"八五"以来残疾人辅助器具社会救助政策的发展和演变

时　期	五年计划实施方案	辅助器具服务相关项目任务
"八五"时期 (1990—1995 年)	中国残疾人事业"八五"计划纲要的制定与实施	——要建立全国残疾人用品用具供应服务总站、60 个供应服务站和一批供应服务点,逐步形成供应服务网络
"九五"时期 (1996—2000 年)	中国残疾人事业"九五"计划纲要配套实施方案	——装配假肢和矫形器 30 万例、低视力残疾者配用助视器 4 万名 ——开发供应 100 种、240 万件残疾人急需、简便、适用的特殊用品和辅助用具

时　期	五年计划实施方案	辅助器具服务相关项目任务
"十五"时期 (2001—2005 年)	残疾人用品用具供应服务"十五"实施方案	——建立 200 个普及型假肢装配站,培训 400 名假肢矫形器装配技师,其中至少 200 名具有假肢与矫形器制作师执业资格证书。为 6 万名残疾人装配普及型小腿假肢 ——推广使用功能补偿型矫形器,完成 15 万件矫形器的装配任务 ——组织供应各类残疾人用品用具 250 万件
"十一五"时期 (2006—2010 年)	残疾人辅助器具供应服务"十一五"实施方案	——组织供应各类辅助器具 300 万件,其中为贫困残疾人免费发放 30 万件 ——为贫困残疾人装配普及型假肢 7 万例、功能补偿型矫形器 1 万例 ——进一步完善辅助器具供应服务网络,改进辅助器具供应服务管理办法
"十二五"时期 (2011-2015 年)	残疾人辅助器具服务"十二五"实施方案	(一)加强服务体系建设,加快专业人才培养 ——完善省、市、县辅助器具服务网络建设 ——推广辅助器具适配技术,提高服务水平,建立辅助器具适配服务体系,推进辅助器具服务进社区、进家庭,提高辅助器具的适应性和使用率 ——加强人才培养工作,培训辅助器具适配、假肢矫形器制作等专业技术人员 (二)实施重点项目,拓展服务内涵 ——为残疾人供应 500 万件各类辅助器具。其中:为贫困残疾人免费配发 50 万件基本型辅助器具;为 50 万名贫困低视力残疾人免费配用助视器;为 5 万名贫困的重度残疾人适配基本生活所需的辅助器具;为 1 万名具备就学和就业能力的贫困残疾人适配辅助器具;为 2 万名贫困的重度残疾人家庭组合适配辅助器具提供补贴 ——为 7 万名贫困残疾人装配假肢;为 5 万名贫困残疾人装配矫形器

表 2 - 2　长江新里程计划假肢服务项目实施情况

项目实施时间	项目取得成效
第一期 (2000—2005 年)	在全国设立 180 所普及型假肢装配站,初步建立覆盖全国的假肢服务网络,培训假肢装配技师 832 人次
第二期 (2007—2012 年)	扶持提升 180 所普及型假肢装配站服务能力,装配假肢 111 271 例,培训技术人员 925 人次
第三期 (2014—2018 年)	支持建设 6 个假肢技术区域中心、50 个骨干站、80 个基层假肢服务站,装配假肢 305 758 例,培训假肢技术骨干师资 60 名

数据来源:长江新里程计划项目统计数据。

表 2-3 "九五"至"十二五"时期全国残疾人辅助器具服务供应情况

项目实施时期	辅助器具供应数量/万件	提供的主要辅助器具种类
"九五" (1996—2000 年)	378.6	假肢、矫形器、助视器等,残疾人急需、简便、适用的特殊用品和辅助用具
"十五" (2001—2005 年)	517.6	普及型小腿假肢、功能补偿型矫形器,轮椅、助行器具等各类基本型辅助器具
"十一五" (2006—2010 年)	514.7	普及型假肢、功能补偿型矫形器,轮椅、助行器具等各类基本型辅助器具
"十二五" (2011—2015 年)	665.5	假肢、矫形器、助视器等基本型辅助器具、重度残疾人基本生活所需的辅助器具;就学就业用辅助器具、重度残疾人家庭组合适配辅助器具

(2) 社会保险

工伤保险。2004 年,国务院发布《工伤保险条例》(取代原《企业职工工伤保险试行办法》),第一上一条规定,工伤职工四日京生活或者辅助生产劳动需要,必须安置假肢,义眼,镶生和配置代步车辅助器具的,按国内费及型和准报销费用,根据《工伤保险辅助器具配置管理办法》规定,工价职工需要配置辅助器具的,应向劳动能力鉴定委员会提出申请,申请确认后到协议专业机构配置辅助 2 器具工伤职工配置辅助器具费用包括安装维修、训练等费用由工伤保险基金支付。

医疗保险。2008 年,中共中央,国务院印发《中共中央 国务院关于促进残疾人事业发展的意见》要求对贫困残疾人康复训练,辅助器具适配等基本康复需求给予补贴,优先对贫困残疾儿童康复给予补助,几年后,卫生部、人力资源和社会保障部、民政部、财政部、中国残联五部门共同下发《关于将部分医疗康复项目纳入基本医疗保障范围的通知》,将偏瘫肢体综合训练、脑瘫肢体综合训练、截瘫肢体综合训练,作业疗法等 9 项医疗康复项目纳入城乡基本医疗保障范围,至此,部分康复训练辅助器具应用被纳入辅助器日服务实施方案,确定主要任务、具体措施及中央、地方和社会筹款经费使用范围依据此文件,各省市相继出台了本地规定。在中国残联的推动下,一些地区还探索将相关辅助器具服务纳入新型农村合作医疗保险范围。2009 年,安徽省率先尝试,发布《关于对参加新型农村合作医疗和城镇居民基本医疗保险的残疾人装配辅助器具给予补助的意见》,对参加新型农村合作医疗和城市居民基本医疗保险的持证肢体残疾人装配下肢假肢及 7 周岁以下听力障碍儿童配备助听器给予补助。补助经费由新农合医疗保险基金承担。2011 年,新疆发布《关于调整、增补〈新疆维吾尔自治区新型农牧区合作医疗诊疗项目及医疗服务设施项目目录(2006 版)〉诊疗项目及服务设施项目的通知》,对持证残疾人、持新农合医疗证的装配假肢、助视器、助听器、普通盲杖、拐杖等给予补助。报销经费由各级残联和新农合医疗基金共同支付。表 2-4 所列为部分地区新型农村合作医疗和城镇居民基本医疗保险的辅具补助情况。

表2-4　部分地区新型农村合作医疗和城镇居民基本医疗保险的辅助器具补助情况

省　区	保障辅助器具种类	(报销)补助标准
安徽	下肢假肢、7周岁以下听力障碍儿童配备助听器	新农合的持证肢体残疾人装配假肢按30%的比例给予补助,最高补助额每具大腿假肢为1 200元,每具小腿假肢为600元 参加新农合持证听力障碍残疾人配备助听器按30%的比例给予补助,最高补助额每只为1 800元 每5年对参加城镇居民医保的持证肢体残疾人装配的普通大腿假肢每具定补5 000元,小腿和上肢假肢每具定补3 000元,7周岁以下听力障碍儿童配备助听器每只定补1 000元 平均每年分别补助1 000元、600元、200元
江苏	大小腿假肢、矫形器、儿童助听器、电子耳蜗、眼镜式助视器	假肢、矫形器、助听器、电子耳蜗和助视器等辅助器具适配按照城镇医保50%、新农合30%的比例报销
内蒙古	小腿假肢、大腿假肢和矫形器	假肢、矫形器等按30%的比例报销
新疆	假肢、助视器、助听器、普通盲杖、拐杖	参合农牧民购买和安装残疾人辅助器械的,持有效报销凭证原件先到县级新型农牧区合作医疗管理中心按新农合规定比例报销后,凭有关证件到所在地残联部门报销

（3）社会优抚

我国主要对残疾军人享有辅助器具服务方面给予明确保障。2004年,中华人民共和国国务院、中华人民共和国中央军事委员会颁布《军人抚恤优待条例》,明确规定:"残疾军人需要配置假肢、代步三轮车等辅助器械,正在服现役的,由军队军级以上单位负责解决;退出现役的,由省级人民政府民政部门负责解决。"2013年,民政部、中国残联下发《关于残疾军人享受社会残疾人待遇有关问题的通知》,明确残疾军人可以享受特定残疾人的政策待遇(如安装假肢、配发轮椅等)。民政部颁布的《残疾军人康复辅助器具配置暂行办法》规定:"残疾军人康复辅助器具配置范围包括假肢、矫形器、移动辅助器具、生活自理和防护辅助器具、信息交流辅助器具、其他辅助器具等",共96种产品;"残疾军人配置康复辅助器具所需资金由省级人民政府民政部门根据《军人抚恤优待条例》规定协调同级财政部门列支。有条件的地区可采取适当安排福利彩票公益金、开展社会捐赠和慈善公益等活动,拓展筹资渠道。"伤残民兵民工、伤残人民警察及伤残国家机关工作人员需要配置康复辅助器具的,参照该办法执行,费用由所在单位承担。各省基于该办法,也陆续制定出台了本省市的残疾军人辅助器具配置办法。

（4）社会福利

目前,我国残疾人辅助器具福利补贴制度的建立主要由各地探索实施。最早建立辅具补贴制度的是上海市。2003年9月,上海市残联积极协调财政部门申请专项经费支持,制定并发布了《关于贯彻〈上海市残疾人用品用具配发和管理办法〉的通知》,开展了以适配补贴为导向的辅助器具服务。2012年,《国家基本公共服务体系"十二五"规划》要求,"构建辅助器具适配体系,有条件的地方对重度残疾人适配基本型辅助器具给予补贴"。2013年《国务院关于促进健康服务业发展的若干意见》、2016年《国务院关于加快发展康复辅助器具产业的若干意见》等一系列文中,把"对城乡贫困残疾人、重度残疾人基本型辅助器具配置给予补贴"等作为促进康复辅具产业的重要措施。自 2015 年以来,北京、辽宁、江苏、福建、青海、宁夏、广东、浙江、重庆、江西等逐步建立本省区市的残疾人辅助器具补贴制度。补贴标准按照残疾人经济和收入情况确定,补贴资金来源以各级财政资金为主。如《福建省残疾人基本型辅助器具适配补贴实施办法》明确补贴对象为福建户籍持证残疾人及 0～6 岁残疾儿童,补品目录包含 8 大类 58 种辅助器具,涵盖肢体、视力、听力、精神和多重残疾,儿童残疾等,按照规定对残疾人实际购买价位 300 元以内的辅助器具给予全额补贴;实际购买价格高于 300 元的,低保和特困供养对象、一户多残、建档立卡贫困户、0～14 岁残疾儿童四类特定对象按购买价格和最高补贴金额两者中较低者的 100％给予补贴。其他残疾人按购买价格和最高补贴金额两者中较低的 80％给予补贴。补贴资金由省、市、县财政共同承担,并纳入预算管理,省级财政依据市县财力状况、康复对象数量、绩效考核等因素给予适当补助。

2. 保障资源效果分析

(1) 救助项目

30 多年以来,我国各类残疾人辅助器具救助项目的实施有效解决了千万贫困残疾人急需的基本辅助器具问题,改善了贫困残疾人生活状况,提升了其社会参与能力,对促进我国辅助器具保障制度建设提供了很好的经验。但是,我国实施的辅助器具救助项目有一定的局限性:一是多以项目的形式出现,尚未形成长效机制;二是保障对象均为某一类或几类特定的残疾人群,例如贫困残疾人、贫困肢体残疾人、残疾儿童等,惠及人群局限;三是保障的水平还较低,如项目多附加"简便""质优价廉""普及型""基本"的要求,提供产品为量产型,难以适应有个性化需求的残疾人,辅助器具弃用比例较高;四是救助经费来源不稳定,除政府财政给付外,社会捐助、个人部分支付也是重要的经费来源渠道。

(2) 社会保险

工伤保险辅助器具服务保障体系、流程、标准相对成熟。医疗保险辅助器具服务保障工作,各地虽然在不断探索,但成效不突出。从建立了医疗保险辅助器具服务保障工作的地区实施情况来看:一是纳入医保的辅助器具的品种少,主要是假肢、矫形器、助听器等,生活类辅助器具难以进入医保目录之中;二是医疗体系缺乏辅助器具适配服务体系及服务队伍,难以满足残疾人辅助器具适配需求;三是辅助器具费用医疗报销存在额度低、报销困难或不畅的问题。从申请辅具到获得服务、再到进行费用报销,周期至少等一年,仅报销极少额度甚至不能报销费用;四是医保资源有限,与医疗相关辅助器具种类繁多,如全部纳入医保必将大幅占用医保资源。纵观发达国家和地区的社会保险体系,我国的养老、护理等保险未将辅助器具纳入保险范围。

(3) 社会福利

目前,我国残疾人辅助器具服务补贴制度建设刚刚起步,部分地区率先制定出台本地的辅助器具适配补贴制度,在基本辅助器具保障机制的建设以及与之相配套的技术体系的建设等方面进行了有益的探索,初步取得了一定成效。以较早实施补贴制度的三明市为例,从 2015 年至 2016 年,共为 7 235 名残疾人适配辅助器具 9 438 件,补贴资金 461.3 万元,平均每件补贴 488.8 元,年度补贴资金与未实行补贴制度前的 2014 年基本持平,但适配量多出 2 000 余件;

同时,补贴制度也带动了辅助器具适配服务机构与队伍建设,三明市在市、县两级残联都成立了辅助器具适配服务中心,配备了专门编制,此外还吸引了 30 多家社会专业机构成为辅助器具适配服务机构,调动了社会力量参与辅助器具适配服务的积极性。

3. 部分省(区、市)残疾人辅助器具不同制度及服务办法一览

《残疾预防和残疾人康复条例》规定,通过实施重点康复项目为城乡贫困残疾人、重度残疾人提供基本康复服务,按照国家有关规定对基本型辅助器具配置给予补贴。

截至 2019 年年底,北京市、辽宁省、上海市、江苏省、浙江省、福建省、广东省、重庆市、青海省、宁夏回族自治区等 10 个省(区、市)已出台省级残疾人辅助器具服务及补贴政策,具体见表 2-5 所列。

表 2-5 2019 年部分省(区、市)残疾人辅助器具政策一览表

地区	补贴对象	补贴标准
北京	本地户籍低保(含享受城市重残人生活补助)、低收入的残疾人;劳动年龄内未享受低保、低收入的失业且无稳定性收入的残疾人;不满 16 周岁残疾儿童少年;年满 16 周岁的在校残疾人	购买(租赁)相应《补贴目录》内的辅助器具,按所购买(租赁)辅助器具对应补贴标准的 100% 给予补贴,所购辅助器具价格低于补贴标准的,按实际价格给予 100% 补贴
	本地户籍持证残疾人	按《补贴目录》所购买辅助器具对应补贴标准的 50% 享受资金补贴;所购辅助器具价格低于补贴标准 50% 的,按实际价格给予 100% 补贴
辽宁	本地户籍持证残疾人及未领证 14 周岁以下残疾儿童	全额补贴类:即《辽宁省残疾人辅助器具适配目录》规定范围内按辅助器具价格可 100% 进行补贴的辅助器具,免费适配给适用范围内的残疾人使用 部分补贴类:即《适配目录》规定范围内按辅助器具价格可进行部分额度补贴的辅助器具,经评估审核后适配给适用范围内的残疾人使用
上海	本市户籍持证残疾人	全额类适配:范围内的辅助器具免费配发给适用范围内的残疾人使用 补贴类适配:按所需辅助器具金额的 50% 给予补贴,低收入的残疾人按所需辅助器具金额的 70% 给予补贴,享受低保和重残无业的残疾人按所需辅助器具金额的 90% 给予补贴
江苏	本地户籍低保、农村建档立卡低收入家庭残疾人,16 周岁以下残疾儿童少年,16 周岁以上在校残疾学生,就业年龄段无业无固定收入残疾人	对 44 个具体辅助器具类目进行补贴,补贴金额 30~6 000 元不等

地区	补贴对象	补贴标准
浙江	本地户籍持证 0～17 周岁残疾儿童少年,年满 18 周岁的在校残疾学生和享受困难残疾人生活补贴的残疾人	在辅助器具使用年限内可免费配置《大额补贴目录》内的基本型辅助器具 1 件。购买《小额补贴目录》内的基本型辅助器具,按所购买辅助器具对应补贴标准给予补贴,补贴金额 40～2 500 元不等。所购辅助器具价格低于补贴标准的,按实际价格给予补贴
	具有本省户籍,持证但不在前款所列范围内的残疾人	购买《大额补贴目录》内的基本型辅助器具,可以按照政府招标价格在使用年限内自费购买 1 件;购买《小额补贴目录》内的基本型辅助器具,按所购买辅助器具对应补贴标准的 50% 给予补贴,所购辅助器具价格低于补贴标准 50% 的,按实际价格给予补贴。在同一年度内不得同时享受实物配发和货币补贴形式
福建	本地户籍持证残疾人及 0～6 岁未持证残疾儿童	《补贴目录》内的辅助器具:实际购买价格在 300 元(含)以内的,按购买价格和最高补贴金额两者中低者的 100% 给予补贴;实际购买价格高于 300 元的,分两档比例给予补贴:低保户、一户多残、精准扶贫建档立卡户残疾人、0～6 岁残疾儿童,按购买价格和最高补贴金额两者中低者的 100% 给予补贴;其他残疾人,按购买价格和最高补贴金额两者中低者的 80% 给予补贴
广东	本地户籍持证残疾人及 0～17 岁未持证残疾儿童	按照《适配补贴目录》的补贴标准给予补贴,所选辅助器具适配服务价格等于或低于补贴标准的,给予全额补贴,高于补贴标准的,按补贴标准给予补贴,超出部分由残疾人本人承担
重庆	本地户籍有辅具需求的 0～6 岁残疾儿童和持证残疾人	实物适配:各区县(自治县)残联根据残疾人需求数和辅具类别统一采购后适配。 限额补贴:按《重庆市残疾人辅助器具基本配置(指导)目录》进行补贴
青海	本地户籍有康复需求的 0～6 岁残疾儿童和持证残疾人	通过政府购买服务的方式,由辅助器具精准适配服务承接机构为有康复需求的残疾人提供辅助器具适配服务,辅助器具项目包括辅助器具类和家庭康复类基本型辅助器具(人工耳蜗、假肢、矫形器、数码助听器等不在此范围)
宁夏	本地户籍 17 周岁及以下持证残疾人(含 6 岁以下未持证残疾儿童)	实行全额补贴(含 6 岁以下未持证残疾儿童),每人最高补贴限额为 2 000 元
	其他本地户籍持证残疾人	实行部分补贴,城镇享受低保待遇的和农村持证残疾人,财政补贴 90%,每人最高补贴限额为 2 000 元;城镇不享受低保待遇的持证残疾人,财政补贴 50%,每人最高补贴限额为 1 000 元

＊资料来源:各省(区、市)残疾人辅助器具服务管理办法或辅助器具适配补贴政策。

2.3.2　服务网络方面

随着中国残疾人事业的不断发展,残疾人工作体制逐步健全,形成了党委领导、政府负责、社会参与、残疾人组织充分发挥作用的中国特色残疾人事业领导体制与残疾人工作体制。党委领导各级党委在促进残疾人事业发展中发挥领导核心作用,把残疾人工作列入议事日程,提供政治、思想和组织保障。

政府负责:各级政府在残疾人社会管理和公共服务中发挥主导作用,把残疾人事业纳入国民经济和社会发展总体规划、相关专项规划和年度计划。国家和各级政府残疾人工作委员会强化职责,中央和国家机关各有关部门、单位将残疾人工作纳入职责范围和目标管理,密切配合协作。

社会参与:工会、共青团、妇联等人民团体和老龄协会等社会组织发挥各自优势,维护残疾职工、残疾青年、残疾妇女、残疾儿童和残疾老人的合法权益;红十字会、慈善会、残疾人福利基金会等慈善组织为残疾人事业筹集善款,开展爱心捐助活动;企事业单位承担社会责任,为残疾人事业发展贡献力量。

残疾人组织充分发挥作用:中国残联及地方各级残联发挥党和政府联系残疾人群众的桥梁和纽带作用,履行"代表、服务、管理"职能,依照法律法规和章程开展工作,参与残疾人事业社会管理和公共服务。

辅助器具是康复的三大措施之一,工作千头万绪,机构建设是辅具工作的重点。有了机构,才会有提供服务的人,党和政府关于辅助器具服务工作的政策方针才能落地。《中国残疾人事业"八五"计划纲要》提出"要建立全国残疾人用品用具供应服务总站、六十个供应服务站和一批供应服务点,逐步形成供应服务网络";"十五"期间,结合长江新里程计划假肢服务项目的实施,180 个假肢服务站建立,各级辅助器具服务机构纷纷建立并不断充实内涵;"十二五"期间,中国残联大力推动各级辅助器具服务机构的规范化建设,初步形成了"国家中心领头、区域中心示范和辐射、省级中心工作统筹、市县级发挥服务主体作用"的辅助器具服务网络,并依托社区医院、卫生所等机构将服务网络向社区和农村延伸。辅助器具服务机构的数量不断增加,根据台账统计,2011 年全国承担辅助器具服务的地市级机构 166 个,县级机构 794 个;据中国残疾人辅助器具中心 2016 年 7 月开展的工作统计,全国县级及以上地区承担辅助器具服务的机构约 3 000 个。6 个国家级辅助器具区域中心(辽宁——东北区域中心,江苏——华东区域中心,湖北——华中区域中心,广东——华南区域中心,四川——西南区域中心,甘肃——西北区域中心)也在培育建设之中,辅助器具服务网络逐渐完善。

同时,在财政部的支持下,中国残联还为服务机构配置了 2 400 多辆动车,打通服务的"最后一公里"。这个网络的有效运行,基本实现有康复辅助器具服务需求的残疾人和老年人能够及时得到配置、维修、更换等服务(见表 2-6)。依托这一网络,通过组织实施彩票公益金、残疾儿童抢救性康复、"长江新里程计划""福康工程"等一系列辅助器具服务项目,自 1996 年以来,已为 1 500 万人次提供了服务,累计适配各类辅助器具约 3 000 万件。

表 2-6　全国残疾人康复辅助器具服务机构及人员情况

区　域	机构数量	在岗人员	区　域	机构数量	在岗人员
全国	1 929	7 972	湖北	55	167
北京	8	60	湖南	112	417
天津	21	80	广东	106	545
河北	62	257	广西	93	327
山西	64	246	海南	3	16
内蒙古	66	222	重庆	39	197
辽宁	115	541	四川	78	343
吉林	46	231	贵州	42	116
黑龙江	24	79	云南	101	323
上海	258	915	西藏	5	23
江苏	74	520	陕西	47	288
浙江	56	170	甘肃	66	188
安徽	42	139	青海	15	29
福建	55	197	宁夏	10	24
江西	35	125	新疆	40	107
山东	67	392	新疆兵团	7	10
河南	80	625	黑龙江垦区	37	53

注:数据为 2018 年统计数据。

2.3.3　专业服务能力方面

随着辅助器具事业的发展,我国辅助器具专业人才的培养已渐成独立体系。一是辅助器具服务专业学历教育体系正在形成并完善,部分高校开展了辅助器具服务的大专、本科甚至研究生学历教育,为我国培养了众多专业人才。据不完全统计,目前,我国有 145 所高校开设生物医学工程本科专业,5 所高校开设假肢矫形工程本科专业,高职院校开设辅助器具相关专业点 365 个,2017 年招生 2.8 万余人。二是遵照"以人为本"的原则,制定了辅助器具适配服务流程(包括初筛、评估、适配、使用指导、维护),并在全国范围内进行推广,有效降低了辅助器具的弃用率。中国残联与人社部合作的辅助技术工程师岗位能力培训,已成为我国广受认可的专业服务人员认证培训,截至 2015 年年底共有 3 322 人获得岗位工程师能力证书,培养了一支具有较强服务能力的人才队伍。另一方面,通过实施康复人才培养"百千万工程",开展服务管理、专业技术、学术带头人、基层业务等多层次、多形式培训,全面提升适配服务能力,其中辅助器具学术带头人和高端人才的培养,也通过"请进来"和"走出去"的方式,逐渐向国际较高水平接轨;广泛开展基层辅助器具服务人员的培训,如社区康复协调员的培训,让广大残疾人就近、就便享有服务。三是多渠道、多形式开展服务培训。仅中国残疾人辅助器具中心每年组织的培训人员就超过 2 000 人次。

另外,为促进辅助器具适配服务提供的技术规范与科学依据,还参考国际标准制定了辅助器具产品标准和服务标准,拓展国家辅助器具质量检测业务,加大对产品质量的监督检查力度,为辅助器具适配工作开展保驾护航,推动了辅助器具产业及适配服务发展。通过举办"首届全国辅助器具服务技能大赛",传播了辅助器具适配服务理念,掀起了全国辅助器具服务系统的专业技术练兵的高潮。

1. 北京打造残疾人"网购式"辅助器具适配服务

北京残联运用"互联网+"理念,建立辅助器具综合服务平台,便利残疾人获得辅助器具服务。残疾人线上申请辅助器具,自主选购产品,厂家直接供货到家,实现辅助器具申请全程网办,残疾人足不出户即可享受"网购式"辅助器具适配服务,具体见表 2-7 所列。

表 2-7　北京市残疾人辅助器具综合服务

辅助器具产品展示	辅具采取网上分类别展示的方式,如肢体类、视力类、听力言语类等
线上提交申请	登录服务平台申请与残疾类别需求一致的辅具
流程随时可查	残疾人可以登录服务平台查询申请受理情况和受理进度
自主产品选择	打开购买展示页面,可以根据残疾类别、品牌和价格因素自主选择商品
线上支付+ 自动补贴计算	在购买结算环节,选择商品后会自动按补贴后价格生成订单,残疾人与辅具商家协商支付方式
订单随时跟踪	残疾人可以依次进入会员中心—交易记录—我的订单,查询物流信息
产品快递到家	由商家自送货或委托第三方快递公司进行辅具配送上门服务
快捷退货服务	辅具产品服务机构承诺"7天无理由退换货",支持线上退货

截至 2019 年,北京市申请辅具补贴成功人数达 35.6 万人,申请辅具补贴成功件数达 60.3 万件,政府补贴资金达 2.52 亿元。

2. 康复辅助器具社区租赁服务

2019 年 6 月,民政部、国家发展改革委、财政部、中国残联联合发布了《关于确定康复辅助器具社区租赁服务试点地区的通知》(民发〔2019〕61 号),确定北京市石景山区、河北省秦皇岛市、吉林省吉林市等 13 个地区为康复辅助器具社区租赁服务试点地区。表 2-8 所列为部分租赁服务试点地区。

表 2-8　部分租赁服务试点地区

江苏省常州市 社区康复器具 租赁服务	租赁点	目前,位于常州市福利院的1个服务指导中心、位于3个城区的10个社区服务点已投入使用
	租赁补贴	对孤老、年满90周岁的高龄老年人等群体,建档立卡贫困人员,低保对象,享受残疾人"两项补贴"人员等政府保障的人员,给予100%全额补贴,上限1 000元
	租赁模式	智慧康养共享租赁模式,倡导循环使用、避免闲置浪费

上海市社区康复器具租赁服务	租赁点	上海启动首期 70 个康复辅具社区租赁点,多数设在试点街镇的社区综合为老服务中心,少部分在养老机构或服务残障人士的辅具适配中心
	租赁产品	共来自 37 家企业的 45 件产品,涉及个人移动辅助器具、护理床、个人生活自理和防护辅助器具以及个人医疗辅助器具 4 个大类,共计 21 个小类。 每件产品租期均为半年,可跨区租赁,价格从 900~4 000 多元不等,需缴纳押金
	租赁补贴	本市户籍 60—74 周岁低保、低收入老年人,75 周岁(含)以上老年人可申请租赁服务补贴,补贴金额为租赁价格的 50%,每人每年补贴上限为 3 000 元
四川省成都市社区康复器具租赁服务	租赁点	金牛区、武侯区、温江区、新都区、金堂县建设多个康复辅助器具社区租赁服务站点,其中金牛区、温江区、金堂县另有 3 个康复辅助器具综合体验馆
	租赁补贴	对成都市户籍 60 岁(含)以上残疾人等特殊群体实施基本型康复辅助器具社区租赁服务补贴。 试点期间租赁补贴上限每人每年不超过 3 000 元,补贴比例不超过租赁费用的 80%
	租赁模式	依托养老机构、社区医院等场所,设置"线下"社区租赁服务站点;依托康复辅助器具社区租赁服务信息化平台、网络二维码,形成"线上"租赁网点

2.3.4　国际交流方面

近年来,在辅助技术领域的国际交流合作中,我国扮演了活跃的角色,做出了积极的贡献,也获益匪浅。从 2007 年开始举办的中国国际福祉博览会,规模逐年扩大,已经跻身世界同类展会的前三之列。"亚欧会议框架下残疾人合作暨全球辅助器具产业发展大会"成功召开并发布《关于促进全球辅助器具产业发展的北京倡议》。首次将辅助器具服务专题列入中国-东盟博览会,开辟了我国与东盟残疾人辅具交流合作的先河。加强与世卫组织合作,积极参与"全球辅助技术合作行动",参加世卫大会辅助器具主题边会,参与"世卫组织重点辅助器具清单"制定,争取国际话语权。2015 年和 2017 年,中国残联组织举办了两届辅助器具产业大会,为全球的辅助技术交流提供了良好的平台。中国残疾人辅助器具中心积极参与《世卫组织重点辅助器具清单》的有关工作,包括:组织我国各地人员参加世卫组织进行的重点辅助器具清单产品全球调查;参与《世卫组织重点辅助器具清单》的制定;在全国开展清单产品认知调查;联合德国、瑞典、韩国和日本的辅具机构和企业共同开展《世卫组织重点辅助器具清单》产品标准研究;此外,中心还积极参与全球辅助技术联盟的建设;开展澜沧江—湄公河合作专项基金项目辅助器具多边合作,努力帮助周边国家提升辅助器具服务能力。通过国际交流,为下一步更好地引进国际先进的理念和产品积累了经验。

2.4 关于我国残疾人辅助器具服务保障体系发展的思考

2.4.1 加强辅助器具政策研究

残疾人辅助器具服务保障制度的建设是一个长期的、不断发展完善的过程。保障制度的建设要考虑与我国既有社会保障的大环境、大框架相协调，与新型的社会保障体系建设相一致，与经济社会发展相适应。短时间内，我国的残疾人辅助器具保障制度不应该是单一的形式，而应是多形式、多途径的保障措施。保障形式和保障水平不能是一成不变的，而应是不断完善和变化发展的。残疾人基本辅助器具服务的内容，必须从完善和发展社会救助出发，逐步建立以社会福利、社会保险等相互补充的，多层次、多元化的残疾人辅助器具保障制度体系。

调查数据表明，大部分的肢体残疾人都有辅助器具服务的需求。一方面需要政府部门继续坚持为残疾人提供辅助器具补贴服务，另一方面又要开展残疾人辅助器具保障工作的调研。肢体残疾人需要的辅助器具服务项目较多，可以适当拓宽肢体残疾人，尤其是就业年龄段肢体残疾人的辅助器具保障范围，加大对残疾人的辅助器具保障力度，同时应努力解决重度肢体残疾人的辅助器具服务问题。

有关部门应该加强关注极重度残疾人的辅助器具需求，着手调研有关辅助器具服务的政策保障与机构运行机制，吸收西方国家的一些成功经验，通过政策扶持激励社会力量参与重度残疾人的辅助器具服务工作。可以实施政府购买服务的方式，帮助重度残疾人享受辅助器具服务，以减轻残疾人家属的负担，促进社会的和谐与稳定。

辅助器具是一门多学科交叉的专业，辅助器具服务工作是一项立体、多方位、多部门共同参与实施的系统工程，深入贯彻落实辅助器具政策，是加快辅助器具产业发展的内在要求，是坚持以人为本、促进社会和谐的必然选择。残疾人辅助器具需求信息的正确掌握，残疾人辅助器具服务的及时提供，均需要不断完善已经建立的辅助器具综合服务平台，对残疾人的辅助器具服务工作实施动态化管理。通过信息平台，政府部门可以及时地收集到辅助器具需求信息，可以适时地把握残疾人辅助器具服务工作的进展，了解残疾人对辅助器具需求的第一手资料。

2.4.2 加快推进辅助器具服务机构建设

残疾人辅助器具资源中心是指导全市开展辅助器具业务的资源中心，需要重视中心的业务建设，扩大服务规模，拓展服务项目，增强服务能力，完善其服务、指导、科研和信息宣传等项功能。应充分发挥市辅助器具中心示范窗口作用，完善市级评估软硬件环境建设，探索"以师带徒"的形式提升中心人员整体的专业技能水平。目前，各辅助器具中心在政策实施过程中都积极发挥作用，积极协调，采取多种形式、多种方式，积极推动区级辅助器具机构建设。在街乡镇辅助器具站建设方面，应加大街乡镇辅助器具站规范化建设力度，对辖区内所有的辅助器具站（街乡镇、社区村）进行统计摸查，积极做好辅助器具站工作调研，探索辅助器具站功能调整的可行性。区县的区级辅助器具资源中心也应加强对街道和乡镇辅助器具服务工作的技术指导，整体提升街乡镇辅助器具服务质量与水平。

目前,从事康复辅助器具服务工作的专业技术人才的主要来源有:各高等医学专科学校培养的康复医学专业和假肢矫形器学专业的毕业生;特殊教育学校培养的从事特殊教育的工作者;残联系统内部培训的康复辅助器具工作者;医疗系统从事相关康复治疗工作的医务工作者;社会机构及辅助器具企业培养的辅助器具专业人才。虽然康复辅助器具专业技术人员数量在逐年增加,但与 29 万肢体残疾人对辅助器具的需求量相比,还是突显出了康复辅助器具工作专业技术人员的缺乏。

评估适配是辅助器具服务的核心内容,为了推进辅助器具政策的实施,做好辅助器具服务工作,必须加强人才队伍建设,建立专业化的辅助器具服务队伍。一是要制定和实施人才培养战略,加强与高等院校的合作,加强残疾人康复辅助器具专业类别的学科,培养辅助器具服务专业人才;二是要加强与国际辅助器具业务的学术交流,采取请进来和送出去的方式,了解和借鉴国外残疾人辅助器具服务工作的理念和模式,不断拓宽视野、更新理念,提高辅助器具专业人员整体素质和业务能力;三是要加强社区辅助器具工程师辅助器具业务培训班的培训工作,使在岗的辅助器具工作人员全面掌握辅助器具知识,更好地为基层残疾人提供更专业化的辅助器具服务。组织好辅助器具评估适配专业人员技术培训,提升辅助器具评估适配能力水平。同时做好辅助器具定点服务机构客服人员技术培训工作,进一步提升为残疾人配送辅助器具及辅助器具使用指导能力。

近 20 年来,中国残联一直致力于推动各级辅助器具服务体系建设,已经在全国建立起了初步覆盖城乡的残疾人辅助器具服务网络,形成了较为完善的辅助器具服务递送系统和较为丰富的辅助器具服务经验,建立了较为成熟的工作体系和工作模式。因此,推动辅助器具保障制度建设的完善,既要进一步建立健全基层残疾人辅助器具服务保障体系,有效调动和发挥已建立的残疾人辅助器具服务机构作用,又要鼓励、促进、引导社会机构共同参与,加强对第三方服务机构的监督、管理,引导辅具服务机构规范化、专业化发展。

2.4.3　满足就业年龄段内残疾人不同辅助器具需求

根据北京市 16~60 岁肢体残疾人的辅助器具使用情况及辅助器具需求调查情况,应加强对就业年龄段肢体残疾人的辅助器具服务工作。应充分征集各专门协会、区残联等多方机构对现有政策中辅助器具目录意见和建议,开展相关辅助器具产品需求的调研工作,继续修订和完善辅助器具购买补贴目录。建立更加完善的辅助器具服务与辅助器具服务管理体系,为残疾人提供更加便捷完善的辅助器具服务。靠集中采购和配发辅助器具很难满足肢体残疾人的个性化辅助器具需求,为了更好满足就业年龄段肢体残疾人个性化辅助器具需求,应加强开展一对一的辅助器具评估适配工作,满足残疾人多样化的辅助器具需求,积极为残疾人创造一个无障碍的就业环境。同时应不断探索和开展辅助器具个性化定改制服务促进就业工作,提升残疾人个性化辅助器具服务的内涵,为就业年龄段肢体残疾人就业提供更加贴心的服务。

保障残疾人辅助器具服务是解放和发展社会生产力的重要手段之一。WHO 发布的社区康复指南(健康部分)中指出:"对大多数残疾人来说,获得辅助器具是必要的,而且是任何发展战略的重要组成部分。如果没有辅助器具,残疾人绝无可能受到教育或参加工作,更不可能摆脱贫困。辅助器具的运用可以预防和减少残疾,可以代替和补偿残疾导致的功能降低,残疾人也因为能力的提高,可以更好地学习,更好地参与社会生产劳动。另一方面,辅助器具服务可以减少家庭和社会护理的负担,如辅助器具服务可以降低残疾,这可能替代或补充支持性服务,并可能降低保健成本。"

2015年10月,时任国务院总理李克强在出席亚欧会议框架下残疾人合作暨全球辅助器具产业发展大会时强调,以辅助器具为代表的残疾人服务产业兼具经济效益和社会效益,承载科技创新与人文关怀,具有广阔的发展前景。政府承担着整个社会保障制度建设的主导责任,对残疾人社会保障事业还需要有更多的公共财政资源来支撑,但政府财力无论如何雄厚,都不可能全部解决残疾人的社会保障需求,更需要通过调动社会资源与公众参与才能真正更好地满足残疾人的保障需求。通过引进市场竞争机制和细化服务项目,能有效遏制辅助器具保障中家庭功能的进一步弱化,也逐步打破福利事业必须由国家包办的格局。通过制度拓展辅助器具服务保障新思路,更高质、更高效地为残疾人等失能者健康提供保障。

2.4.4 加大辅助器具知识宣传和研发力度

目前整体康复辅助器具教育水平还是比较落后,在有些地方甚至是空白,甚至有些医生也不太了解这方面的知识,其结果是很多处于康复治疗期的残疾人不知道可以通过相应的辅助器具来改善功能。一方面,随着人们生活水平的不断提高,辅助器具使用的人群范围在不断扩大,辅助器具的需求量不断增加;另一方面,康复辅助器具的知识和品种却跟不上相应的步伐,导致辅助器具服务的覆盖范围占辅助器具总需求的比例有所减小。针对残疾人对辅助器具产品不熟悉、对辅助器具政策不了解、对辅助器具服务平台不知晓等情况,应加大宣传力度,充分传播现代辅助器具服务理念,增强全民的康复辅助器具意识,以传统和新媒体并用方式拓展宣传,在报纸、网站上刊登辅助器具知识,介绍辅助器具产品功能,拍摄辅助器具政策宣传片,利用网站、微信、短视频等新媒体从不同角度加强辅助器具政策的宣传报道。

市级辅助器具中心应高度重视辅助器具研发工作,辅助器具新政中明确提出了市和区设立资金,支持高校、科研机构、社会企业、个人推进辅助器具的创新研发,应从制度上形成辅助器具研发工作的长效机制。在辅助器具研发项目方面,应坚持与高等院校联合研发和组织开展群众性创意发明活动的双轮驱动模式。牢固树立为基层服务意识,深入基层,广泛宣传辅助器具政策,详细解读新政,认真讲解辅助器具综合服务平台的使用及操作方法,向残疾人演示注册、申请、评估及购买等相关流程。同时编制并印发辅助器具宣传小册子,满足基层辅助器具宣传需求,让更多的残疾人接收到及时高效、针对性强的新政策信息,让更多的残疾人得到切实有效的帮助。应利用"爱眼日""爱耳日""助残日""中国国际福祉博览会"等特殊的日子集中开展宣传活动,利用市级和区县残联的各种辅助器具活动和辅助器具成果,增加全社会对辅助器具服务工作的了解,增强社会公众特别是残疾人的辅助器具意识。

第3章 发达国家和地区康复辅助器具及服务保障体系发展概况

3.1 美国康复辅助器具及服务保障体系

3.1.1 美国残疾人服务体系的发展过程

美国残疾人服务保障体系的发展过程可以划分为四个阶段。

1. 道德模型阶段(殖民地时期到建国初期)

在这一阶段,美国人在文化上受到清教徒观念的影响,认为残疾是上帝不悦的见证;在具体服务上,残疾人受到"仁慈的忽视",无论是儿童还是成年残疾人都被隐藏在阁楼或地下室中,不被看见或承认,照顾完全依赖家人;受英国济贫制度的影响,美国残疾人得到的救济极为有限,且污名化现象突出。

2. 慈善服务阶段(19世纪初期—20世纪初期)

这一阶段美国政府在残疾人服务中的角色基本缺失,慈善组织和个人发挥重要作用。1817年,一位美国人创办了美国第一所耳聋人教育学校,即康涅狄格收容所。这一时期,因工业化而造成的工伤事故增多,并逐步受到公众关注。内战结束后,美国联邦政府给予3万截肢士兵医疗救济。

3. 机构化服务阶段(20世纪早期—20世纪中期)

罗斯福新政实施后,通过了对穷人和残疾人进行救济的立法,美国政府开始承担残疾人服务的责任。医疗模式构成了这一时期基本的政策理念,康复服务扩展到士兵之外的普通残疾人;通过机构化方式来提供封闭性的集中居住和专业化的服务供应,构成了主导性的服务递送方式,众多的残疾人机构向盲人、聋人、残疾儿童、精神病患、智障人士等开放。

4. 社会融入服务阶段(20世纪60年代以后)

这一阶段,道德模型、医疗模式逐渐让位于社会模型,残疾不再仅仅被视为残疾人个人自身的一种问题,而日益被视为"社会压迫"的一种形式。20世纪60年代之后,美国展开了大量的残疾人社会运动,如去机构化运动、独立生活运动,推动了残疾人的社会融合,各类社区化、无障碍、包容性的服务得到快速发展,残疾人服务向个性化方向发展。

3.1.2　美国残疾人服务的内容

美国残疾人服务内容众多,涉及残疾人的生活、工作等方方面面。归纳起来主要有以下几个方面。

1. 康复服务

1920 年,美国制定了《国家康复法》,使康复服务能够面向所有残疾人。1973 年,修订《国家康复法》,严厉禁止对残疾人康复中的歧视性待遇。1985 年的《精神病患者权利法》、1988 年的《公民权利修订法》、1997 年的《机构化个体的公民权利法》均对康复歧视做出禁止规定。1963 年的《社区精神健康中心法》、1975 年的《发展性障碍患者保护法》分别对精神病患者的社区康复和智障者的保护做出专门规定。目前,美国残疾人康复服务种类繁多,残疾人能得到较好的康复服务。

2. 社会保障服务

1935 年《社会保障法》首次将残疾人纳入联邦社会保障和永久性援助范围。1956 年《残疾人社会保障保险法》对残疾人社会保险进行了专门规定。1974 年《收入补助保障法》为那些低于最低收入的残疾人提供医疗补助或医疗保险资格。目前,美国还没有建立全国性的社会医疗保险项目,但却为几乎所有残疾人提供了医疗保险服务。

3. 无障碍服务

1961 年,美国发布《无障碍标准》,之后对残疾人无障碍环境建设的立法越来越具体。如1968 年《建筑物障碍法》、1970 年《城市公共交通法》、1988 年《公平住房法》和《空中交通工具无障碍法》,在住房、建筑物以及各类交通等方面做了详细规定。1990 年《美国残疾人法》又在交通、公共设施、住房以及远程通信等方面做了详细规定。

4. 教育和就业方面

在教育上,1975 年通过的《残疾儿童平等教育法》(后来更名为《残疾人教育法》)规定,所有残疾儿童有在最少受限制的环境中接受教育的权利,并要求教育部门制定个人化教育方案。据统计,1999—2000 学年美国 95.9% 的残疾人学生是在普通教育情境中接受教育的。在就业领域,美国规定了残疾人群的按比例就业法案,每个企业都要将 3% 的工作岗位安排给残疾人;2001 年《力争自足计划法》鼓励残疾人在保有医疗保险和救济资格的同时积极就业,以抵消照顾负担的影响。此外,2000 年《全国家庭照顾人员支持法》为照顾残疾人的人群提供了支持和服务。

总体上看,美国残疾人服务比较发达,残疾人与非残疾人的区别并不大。例如,在 15~64 岁的成人中,只有 54.8% 的轻度残疾人就业,而非残疾人群为 61.1%;在贫困方面,轻度残疾人比率为 58.3%,而非残疾人群为 61.9%;在社会保险参保率方面,轻度残疾人为 76.4%,非残疾人群为 84.7%。但是美国残疾人服务仍然具有与"不情愿的福利国家"相伴随的本国特色。实际上,在新自由主义观念盛行的今天,无论是国家还是残疾人及其组织自身,都将残疾人自身的自立当成是首要大事;对残疾人的服务提供也建立在"值得的残疾人"和"不值得的残疾人"的二元对立基础上。结果导致相当部分的残疾人主动或被动地放弃救济取向的残疾人服务。

3.1.3　美国残疾人服务体系的特点

美国的残疾人服务体系具有以下特点：

一是以法治为基础,承担残疾人照顾的总体责任。美国国会或州议会制定全国或本州的相关法律,政府实施相关法律,而残疾人可以进行诉讼。在行政领域,由于残疾人服务涉及众多的政府部门,美国政府还建立了总统委任下的"残疾人政策协调委员会",以统领各部门的工作。

二是财权和事权高度一致。美国联邦政府和州政府在权责划分上有较为明确的法律规定,能够保障各级政府在财权和事权上的高度统一,从而避免相互推诿。

三是残疾人组织非常发达,并与政府建立了密切联系。目前,美国政府已基本上不直接提供残疾人服务,而将之委托给众多的非营利组织或第三部门组织。此外,那些拥有良好的经济能力或工作能力的个体,可以获得政府的法律支持和面向于残疾人的公共服务,但在不符合残疾人救济的条件下,则不能获得相关的福利服务。美国残疾人组织很发达。美国有强大的结社文化,它不仅能够反映残疾人自身的需要,进行相互交流和帮助,而且能够发起社会运动,改变关于残疾人的社会文化环境,推动残疾人社会政策的立法和行政。例如,在 20 世纪 60 年代,美国加州大学伯克利分校的一名大学生发起"残疾人独立生活中心"运动,并很快风靡全世界。美国残疾人组织在残疾人服务递送过程中的作用一般可以概括为两个基本方面：一方面,美国残疾人组织是残疾人利益的代表者,反映残疾人的社会需求,开展社会运动,推动国家残疾人立法、行政和司法；另一方面,美国残疾人组织通过收费、政府资助以及资金筹集等方式,面向残疾人提供相关的服务。在服务递送的过程中,残疾人组织还往往将社区、机构、志愿者、政府、新兴媒体等方面的力量结合起来,形成合力,以发挥最大的作用力。美国残疾人组织有很强的资金筹集能力。美国残疾人组织资金来源多渠道,主要包括政府财政支持、税收减免、用户付费、个人捐助以及基金会捐助。美国有发达的捐助免税法律服务,并且慈善基金会发达,从而在一定程度上促进了具有分散性与专业性的残疾人组织及其服务业务的发展。

3.1.4　美国康复辅助器具服务管理模式

美国的辅助技术法律法规到如今已经形成一个较为完备的体系,在残疾人参与的各个社会领域,在辅助技术整体产业层面,从技术研究、信息、人员培训等诸多方面做出规定,推动辅助技术事业的发展。美国现行的政策中对残疾人辅助器具的服务采取分段式补助,即由教育、就业、医疗等不同部门共同承担。《残疾人辅助技术法》作为美国第一步专门以帮助残疾人获得所需的辅助技术为目的的法律,通过了一系列的条款与规定,包括：对各州辅助技术计划的资助、设备再利用与设备租借行动、信息服务、对辅助器具设备生产商与服务提供商等机构的支持与资助、辅助器具服务有关机构技能培训等方面,从不同角度在一定程度上确保了对残疾人辅助器具服务需求的满足。美国《残疾人辅助技术法》与《残疾人法》以内容的全面性及法律的强制性保障了残疾人使用辅助技术的权益。美国的社会保障是以收入衡量为基础的,只有当残疾人的收入无法满足其基本需求时,才能够享受到政府的救助和福利,社会保障较为注重对弱势群体的基本保障。

3.2 瑞典康复辅助器具及服务保障体系

3.2.1 瑞典康复辅助器具及服务保障体系的发展过程

瑞典残疾人服务体系的发展也经历了三个阶段。

1. 初步发展阶段

早在 16 世纪早期宗教改革之前,瑞典已经初步开展有组织的慈善活动,其实施主体是教会。宗教改革后,教会仍保留了对包括残疾人在内的穷人进行救济的职责。到 19 世纪末期,女性在慈善领域内构成了重要力量,对残疾人的机构内救济也开始发展起来。1903 年创立的瑞典全国社会工作协会,竭力推动改变穷人救济、儿童福利和残疾人福利,并且开始在国家社会福利机构中占据领导地位。

2. 医疗模式主导阶段

这一阶段从第二次世界大战结束后到 20 世纪 60 年代末。这一时期,瑞典主要将残疾人问题当成个人伤残问题。第二次世界大战结束后,随着技术、医疗事业的发展,以及在常规工作市场中为残疾人提供工作的努力,康复工作成为残疾人事业的重点工作。20 世纪 60 年代,由于经济繁荣和福利国家进一步扩展,瑞典确立了发展式劳工政策,加强了对包括残疾人在内的所有劳工的职业培训和人力资源开发。

3. 社会模式主导阶段(20 世纪 70 年代以后)

这一阶段,瑞典开始接受"残疾基于环境"的观念,强调残疾发生的周围环境的重要性。"残疾"日益由客观的个人事实转化为主观的社会建构,而其所具有的政治意蕴也日益突出。在新观念的推动下,瑞典用"残疾"(disability)概念取代了"残废"(handicapped)概念,去障碍化的保障项目及相关的服务供应都得到快速推进;同时,在去机构化运动的推动下,多数精神病院、护理院、康复所等被取缔。瑞典国会 2000 年通过的《从病人到市民:残疾政策全国行动计划》,强调了残疾人从"病症角色"向"普通市民"的转变,它要求鉴别和移除残疾人全面参与社会的各种障碍,预防和禁止对残疾人的各类歧视,让残疾儿童和青少年能够独立生活。

3.2.2 瑞典的残疾人服务机制

瑞典拥有高度发达的社会组织,50%的公民参与各种志愿组织。这既意味着瑞典残疾人组织有很强的群体基础,从而能够使之获得社会舆论、资金和人力的支持,同时这也是瑞典残疾人组织众多的一个原因。瑞典残疾人组织大部分属于"瑞典残疾人联合会"。瑞典残疾人组织的重要作用是推动残疾人政策的制定。相当多的瑞典残疾人组织都自视为关于残疾人的利益团体,经常进行各种社会运动。

瑞典残疾人组织也是残疾人服务的重要递送者。瑞典残疾人康复、教育、就业、交通、信息等服务项目,主要通过郡县政府来实施,但具体的服务递送均由非营利组织负责。瑞典政府向残疾人组织购买服务,残疾人服务组织的资金主要来源于政府残疾人服务项目拨款。2011 年,瑞典国家总计拨款超过 1.82 亿瑞典克朗(2 540 万美元),共向 60 个残疾人组织购买服务,帮助他们开展活动。需要指出的是,瑞典残疾人服务递送者多为半官半民的残疾人服务组织。相对于在自我组织和利益代言方面的作用而言,瑞典残疾人组织在直接服务递送过程中的角色并不很突出。

瑞典的《社会服务法》《医疗保健法》和《为特定功能障碍人士提供支持与服务法》规定,瑞典地方政府有责任提供按照上述三个法律规定的大部分残疾人服务,服务项目也比较齐全。如《为特定功能障碍人士提供支持与服务法》针对残疾人的特惠服务项目达到十项,包括:顾问和其他个人支持;对每周至少需要 20 个小时帮助者的个人帮助服务;面向无资格获得个人助理者的陪伴服务;帮助个人过独立生活的个人联系人;按照钟点提供的家庭减负服务;为需要个人休闲和改变环境者及其亲属而提供的短暂离家居住服务;放学前后短期照看 12 周岁以上学龄青少年的服务;面向不与自己父母住在一起的青少年所提供的寄养家庭或"特殊服务住所"服务;以集体住宅和服务住所为主要形式的"特殊服务住所"服务或其他成人住所形式;面向处于就业年龄、没有参加任何课程的非雇佣者的日常活动服务。在费用上,除了成人的食宿、成人和儿童的娱乐文化费用要由自己或家庭成员负担外,其他都交由国家承担。除此之外,瑞典还提供出行服务,主要是由国家出资。

瑞典形成了残疾人服务的三级政府管理体系。中央负责立法、总计划和推广以及社会保障,地方当局(市、县政府)负责社会服务,而地区政府(省议会)负责医疗保障等。地方当局和地区政府都要遵循残疾人基本法,但也有自己的相对充分的活动空间。

瑞典的残疾人服务有着雄厚的财政支持。例如,1988 年瑞典发布关于残疾人汽车津贴的法令,为残疾人或其父母购买交通工具提供补贴,其中购买汽车者的津贴达到 6 万瑞典克朗,2007 年度有 2 170 人享受。1998 年《残疾人津贴和援助》规定,残疾人可以获得日常生活照顾额外资助,2007 年享受者达到 61 385 人,其金额根据不同情形可以达到政府规定数量的 36%、53%和 69%。对于雇佣残疾人就业的雇主、公共保护的就业、庇护性就业、特殊住房、父母或家庭成员照顾等,国家也提供相关的津贴。但是,也要指出,在收入、就业和教育领域,瑞典残疾人与正常群体之间仍然存在差距。2005—2007 年一项调查显示,16 岁以上男性和女性残疾人要比常人获得社会支持和进行社会参与方面更落后。2011 年一项调查也显示,残疾儿童虽然在体育活动和休闲活动上和正常人群差不多,但在生活条件、学校和健康方面要落后。

3.2.3　瑞典残疾人服务体系的特点

1. 强调社会权利的平等

瑞典以法治为基础,全面承担残疾人照顾的总体责任。瑞典国会制定全国相关法律,政府实施相关法律,而残疾人可以进行诉讼。瑞典健康福利局和其他一系列政府部门负责残疾人有关问题。这些机构彼此合作、相互支持并促进问题的解决。瑞典伤残人政策合作署则发挥相关政策和机构的协同作用,以确保每个个体的平等参与。目前,瑞典残疾人不仅能够享有同健全人一样的法律和政治权利以及各种社会权利,而且还能享受一系列特殊的法律和政治权利以及各种社会全力支持。在法律政治权利保护上,残疾人或其监护人都要尽可能多地影响和参与决策,相关残疾人组织也要参与其中。例如,如果残疾人对《为特定功能障碍人士提供支持与服务法》有所不满,可以向地方行政法庭提出上诉。2009 年瑞典甚至专门建立了"公平监察官"制度,以监督残疾人法律的实施情况。2011 年瑞典政府发布 2016 年前指导残疾人政策的新战略,司法也是其中的重要内容。

2. 残疾人服务政策有着强调民主、包容、残疾人独立自主以及国家责任等鲜明特征

实际上,在瑞典发达的残疾人政策背后,三大理念基础都在不同程度地发挥作用,即:每个人都要拥有同等价值和同等权利原则;国家在消除残疾人与非残疾人之间的鸿沟、确保残疾人良好的健康和社会与经济安全方面负有责任;注重促进每个个体的独立生活前景。在这些理念的指导下,瑞典非常重视无障碍设施的建设。在首都斯德哥尔摩市,其 5 200 条人行横道、80 多座体育场馆、360 个公交车站等都已得到改造,以方便残疾人出行。

3. 残疾人服务去机构化

从 20 世纪 70 年代开始,为残疾人提供康复、教育、就业和居住等服务的机构化取向日益受到怀疑,而残疾人正常化和融入社会成为残疾人服务的主要目标。20 世纪 60 年代中期,瑞典约有 14 000 张智障者病床,36 000 张精神病患者病床。目前,智障者病床已经全部取消,而精神病患者病床仅有 5 000 张。瑞典绝大部分残疾人(包括精神病人)都在家庭和社区中生活。2006 年 10 月,瑞典约有 150 名儿童和青少年住在寄宿家庭,约有 1 000 名住在特殊服务之家或住所中。但这些服务之家尽量被设计成家的特点,并且能够得到专业化的服务。需要支持和帮助的残疾成年人群体也都尽量住在家里,而家庭照顾人员可以申请个人助理措施。2006 年 10 月,瑞典仅 21 000 人(主要是智障人群)居住在"特殊服务住所"中,但它们都位于普通居住区,其中的单元是个人的私家,机构提供服务和支持人员,并且尽量满足个人对尊重隐私的需要。

4. 瑞典残疾人组织"强社会团体、弱直接服务递送"的特点

瑞典残疾人组织主要定位于自我的组织者、利益的代表者、社会运动的发动者以及政策制定的参与者和影响者,服务递送职能多由政府面向社会采购,从而形成"高福利国家支出、弱非营利部门规模"的北欧模式特点。由于较高的经济发展水平和较高的福利国家支出,瑞典残疾人服务递送同样呈现高水平、广覆盖的特点。

5. 瑞典康复辅助器具服务管理模式

瑞典辅助器具服务体制分三级管理:一是中央政府,包括国会、政府有关部门,如公共卫生事务健康委员会及下属管理局、国家级研究中心,这个层面的一个重要作用就是制定通过法律和法令,规定医疗健康体系的基本原则包括辅助器具服务保障政策,负责监督与指导。二是省级管理委员会及省级服务中心,国家规定的具体业务由省级机构负责实施。三是县级管理委员会及县级服务中心,承担审核应享受的待遇和信息反馈等服务工作,即国家级的研究中心——省级服务中心——县级服务机构或社区专职人员的三级辅助技术服务体系。

　　瑞典规范辅助器具服务的法律政策包含在《健康和医药服务法案》中,是一个纲领性文件,主要规定政策和辅助器具服务的义务。在这个法律范围内,每个地区都可以自主规定相应的制度,如规定本地区开展辅具免费提供的范围。因此,由于居住地点的不同,瑞典残疾人享受的辅助产品服务也不尽相同。

　　瑞典将残疾人辅助器具及其服务纳入政府预算,包括免费的技术服务和辅助器具改造。各地辅助器具供应由国家级机构公开招标,统一采购由公共卫生事务健康委员会下拨经费。

3.3　日本康复辅助器具及服务保障体系

3.3.1　日本康复辅助器具及服务保障体系的发展过程

日本残疾人服务体系的发展经历了三个阶段。

1. 残疾人服务缺位阶段(第二次世界大战前)

1874 年,明治政府颁布《恤救规则》,将残疾人纳入国家救济的对象,但中央和地方政府对于残疾人救济没有绝对的责任,而只是给予指导性的建议。1929 年日本取消《恤救规则》,制定《救护法》,确立了国家对穷人进行救济的责任,费用由市町村政府负担,国家和县级以上政府给予补助金。但是,残疾人仍然要依赖于父母和兄弟姐妹,没有公共政策帮助他们。

2. 服务的机构化或医疗模式阶段(第二次世界大战结束后—20 世纪 70 年代)

1949 年日本制定《身体残疾人福利法》,但它仅面向残疾军人提供旨在恢复职业能力的康复服务。1950 年颁布《精神保健及精神障碍者福利法》,1960 年颁布《智力障碍者福利法》,二者与 1949 年《身体残疾人福利法》一起构成日本残疾人法律体系的三大支柱。1970 年,日本颁布《残疾人基本法》,确立日本"中央政府—都道府县—市町村"三级管理与服务体系以及以国家公共机构为垄断供应者的福利体系。这一阶段,日本残疾人服务以机构化或医疗模式为主,并且覆盖面较窄。随着经济的快速发展,日本建立了大量残疾人服务机构,多数残疾人与家庭成员、社区乃至社会分开,形成封闭性的机构化服务模式。在这样的机构中,残疾人被贬斥为"残废",经常受到口头的、生理的、性的乃至医学的虐待,人权严重被侵犯。例如,为了便于管理,有的残疾人女孩在月经来潮时被切除子宫,而位于机构之外的残疾人父母则往往毫不知情。

3. 去机构化或社会模式的形成与发展阶段(20 世纪 80 年代以后)

20 世纪 80 年代后,受美国残疾人独立生活运动的影响,日本开展残疾人独立生活运动。1986 年,东京建立了日本第一个残疾人独立生活中心;同年,大阪市政府首先开设了残疾人个人护理项目。随后,越来越多残疾人权利组织开始从倡导转向独立生活服务。1991 年,日本建立了独立生活中心协会,并且有 10 个成员;到 2000 年,则达到了 90 个。独立生活中心协会为创办新中心提供援助,推动现有中心间的合作,努力获得公共认知和教育大众,并且与政府机构协商,以获得相关的支持。到世纪之交,日本 1/4 的市民生活在残疾人能够每日接受 8 小时以上由政府机构提供的照顾服务的社区中。在松山市、高松市和东京市17个区,残疾人甚至能够接受24小时的服务。截至2011年6月,日本已有121个自立生活中心。2005年10月,日本国会通过《障害者自立支援法》,为全国性自立生活奠定了法律基础。

3.3.2 日本残疾人服务体系发展趋势

自第二次世界大战结束以后,日本残疾人组织与服务递送事业建设取得了巨大成就,主要表现在以下方面。

1. 残疾人服务项目越来越齐全

2004年《残疾人基本法》规定,残疾人服务包括医疗和救护、年金、教育、就业顾问、促进就业、公共设施的无障碍化、信息利用的无障碍化、咨询、经济负担的减轻、文化设施的配置等服务项目。经过几十年的发展,日本在残疾人医疗和救护、交通信息的无障碍化建设、教育和就业的正常化以及资金援助等方面的服务发展取得了令人印象深刻的成就。

2. 越来越注重对残疾人的权利保护

日本《身体障碍者福利法》《精神障碍者福利法》等法律中专门规定了"罚则",对有关障碍者、从事障碍福利的相关人员的违法行为进行严厉处罚,严重者甚至要追究其刑事责任。

3. 改变供给方补贴模式,转向政府服务购买、第三方参与和消费者自主权

2003年前,日本社会福利服务实行措施制度,即由社会福利服务的实施机关决定对障碍者提供何种服务。2003年4月,日本引入"支援费"制度,即社会福利设施的使用者、社会福利服务的利用者直接与社会福利服务的提供者签订契约,市町村等以支援费的方式向社会福利服务的利用者支付因利用社会福利服务所需要的费用。在障碍者福利领域,以障碍者的自立支援和福利保障为目的的支援费制度,意味着障碍者在规定范围内可以自主选择福利服务,即可以自主判断。为此,日本还确立了中央、都道府县以及市町村的费用分担的法定化,以明确各自的职责。

但是,日本残疾人要正常参与社会仍然面临着巨大的挑战。到2011年,日本仍然很难有机会让残疾儿童和非残疾儿童共同玩耍,毕业于特殊学校的残疾儿童中只有30%能够在私营公司工作,1/4的智力残疾人仍然生活在机构中,居住在精神病院的精神残疾人中有40%停留时间至少达到5年,整个日本社会对残疾人的歧视不仅没有下降,甚至还有所上升。据2012年的一项调查显示,日本公众认为社会对残疾人有歧视和偏见的比例高达89.2%,甚至比2007年的调查还高6.3%。为此,日本政府正在采取措施防止残疾人生活的恶化。为了克服当前日本残疾人自立生活和社区融入的不足,2006年日本实施了《残疾人服务和支持法》,使财政支出法制化,统一了三类残疾人系统,并以全国共同形式来提供。在残疾人福利财政支出上,日本从2006年的4400亿日元增加到2011年的6800亿日元。2010年日本还实施了"残疾儿童咨询支持服务和支持法",以支持残疾人的社区生活。

3.3.3　日本残疾人服务体系的特点

1. 健全和稳定"中央政府—都道府县—市町村"三级管理与服务体系

中央政府是全国性的法律和基本计划的制定者、实施者和监督者,并为都道府县和市町村提供必要的建议、信息及其他援助;都道府县要为市町村提供必要援助,与后者联合协力提供相关支援,并要求在残疾人咨询和指导中的相关人员具备专业知识和技术;市町村要掌握本行政区域内的残疾人实际生活状态,与公共职业安定所、其他实施职业康复训练的机构、教育机关及相关机关等紧密联系,有计划地、全面地进行必要的自立支援给付和地域支援事业等。

2. 强调残疾人的国家计划,并着手建立协调机构

日本 2004 年《残疾人基本法》规定,内阁总理大臣与相关行政机关长官、都道府县以及市町村都要制定"残疾人基本计划";都道府县应当设立地方残疾人政策推进商议会,而市镇(街)村则可以非强制性地设立地方残疾人政策推进商议会。

3. 国家主导下的合作主义

与美国、瑞典的情形一样,日本残疾人组织在"利益代表"和"服务供应"两个方面发挥着重要作用。但是,受国家主导的合作主义文化的影响,日本残疾人组织这两类作用的具体发挥状况有所不同:一方面,残疾人社会组织的"利益代表"功能曾经受到政府的严格限制,经过长期争取才最终真正发展起来。从管理制度的发展过程看,日本残疾人组织经历了从严格控制到有限管控的过程。日本对包括残疾人组织在内的社会组织长期实行登记制。一个社会组织只有符合相关的标准并且得到主管部门的许可后,才能作为独立的法人开展活动。在这一严格的登记管理制度下,日本许多联合型的残疾人组织是政府建立的准政府组织,而民间性的残疾人组织曾经长期较不发达。即使经历了权利运动,形成了影响较大的残疾人社会组织,这些组织仍然具有较强的精英色彩。不过,1995 年神户大地震以及 2009 年日本大地震中,大量国内外社会组织发挥了重要作用,从而逐渐改变了政府对社会组织的态度,并修改了过于强制性的法律,从而推动了日本残疾人组织的快速发展。另一方面,残疾人社会组织的"直接参与服务供应"也经历了从有限参与到广泛参与的转变。2003 年引入"支援费"制度之前,日本社会组织在残疾人服务递送过程中的直接作用是比较小的。之后,残疾人非营利组织才有了较大的发展。

3.3.4　日本辅助器具服务管理模式

日本在《护理保险法》及《躯体残疾人福利法》中均对辅助器具的服务管理做出了规定:①《护理保险法》规定护理供给种类中,辅助器具除在居家护理服务费项下设置了租用服务外,还设立了购买居家护理辅助器具的款项。②《躯体残疾人福利法》于 1951 年增加残疾人辅助器具供给制度。政府于 2005 年制定的《残疾人自立支援法》中规定残疾人福祉服务一元化,向残疾人提供共同的福祉服务,提供残疾人辅助器具及日常生活用具,以帮助其自立。

除行政管理外,随着《残疾人自立支援法》的实施,社会观念开始转变,依靠制度享受辅助器具供给服务的用户也愿意承担部分费用。因此,残疾人辅助器具服务已转变为由行政管理制度与用户自主选择相结合的服务模式。

3.4 我国台湾地区辅助器具及服务保障体系

台湾地区从 20 世纪 80 年代出台《身心障碍者权益保护法》以来,积极推动残疾人辅助器具政策法规、服务机构及服务体系建设,台湾地区残疾人在辅助器具的帮助下,生活质量有了较大提高,取得了较好的社会效应。台湾地区在残疾人辅助器具服务方面的经验和做法,对于大陆地区不断推进残疾人辅助器具服务体系的建设,让残疾人充分享受社会文明发展的成果,具有积极的参考价值与借鉴意义。

3.4.1 台湾地区残疾人辅助器具服务的发展现状

台湾地区称残疾人为"身心障碍者",主要是指身体系统构造或功能有损伤或不健全导致显著偏离或丧失,影响其活动与参与社会生活,经医生、社会工作、特殊教育与职业辅导评量等相关专业人员组成的专业团队鉴定及评估,领有身心障碍证明者。台湾地区残疾人分为 18 类,残疾程度分为极重度、重度、中度和轻度四类。2014 年,台湾地区有 114 万人领残疾人证,占总人口的 4.9%,随着进入老年化社会,根据近年的统计数据显示,残疾人比例逐步加大。

1. 辅助器具服务政策法规

随着经济社会的发展,台湾地区建立了完善的社会福利法规制度,于 1980 年出台《身心障碍者权益保护法》,次年出台《身心障碍者权益保障法施行细则》,在此法的框架下,建立起保障残疾人享有辅助器具服务的法规。台湾地区于 1999 年出台了"身心障碍者医疗及辅助器具费用补助办法",并经过多次修订,明确规定了对残疾人的医疗及辅助器具的补助,建立了残疾人医疗及辅助器具补助目录,补助的辅助器具主要分为生活辅助类和康复辅助类两类,同时针对残疾人的经济来源情况,规定了各类辅助器具的补助上限、最低使用年限及补助对象要求,同时规定各县市可以根据财政状况,自行修订辅助器具补助目录。台湾地区在《特殊教育法》的基础上,于 1999 年出台"高级中等以上学校提供身心障碍学生教育辅助器材及相关支持服务实施办法",要求高级中等以上学校应根据残疾人学生的学习需要,提供必要的教育辅助器材,并设立资源教室,提供相关支持性服务。教育辅助器材是指调频助听器、盲用电脑、助视器、放大镜、点字书籍以及其他协助残疾人学生克服生理机能障碍、促进学习的器材。

台湾地区于 2008 年出台"身心障碍者职务再设计实施方式及补助准则",主要针对雇佣残疾人的机构,通过改善工作环境、工作设备、工作条件、提供就业所需的辅具等方式,帮助残疾人克服工作障碍,提升工作效率。台湾地区在《身心障碍者权益保护法》和《特殊教育法》的保障下,由有关部门分别出台相关的辅助器具实施办法,该办法对经费来源、各部门职责、操作细节等都做了详尽的规定,切实保障残疾人在生活、教育、就业等领域享有辅助器具服务,保障其平等享受生活、接受教育、从事工作的权益。

2. 辅助器具的补助经费

根据《身心障碍者权益保护法》,残疾人辅助器具补助的经费主要从政府按年编列的残疾人福利预算,2010 年残疾人各项补助累计总金额达 220.9 亿新台币,其中残疾人辅助器具补助 6.6 亿新台币,占 3.0％,仅次于生活补助和托育养护补助,居第三位。台湾地区残疾人辅助器具的经费补助呈现逐年递增的态势,2010 年每位残疾人辅助器具补助金额为 9 354 元新台币,其中低收入残疾人辅助器具补助金额为 1.59 万新台币,非低收入残疾人辅助器具补助金额为 9 051 元新台币。这仅仅是辅助器具补助的费用,还不包括开展教育辅助器具租借以及职务再设计的费用补助。可见,台湾地区在残疾人辅助器具补助经费方面政府投入巨大。

3. 辅助器具服务机构

台湾地区根据《身心障碍者权益保护法》将残疾人辅助器具服务由内政、卫生、劳动、教育部门各司其职,因此形成了内政、卫生、劳动及教育的四大辅助器具服务体系,但是各个体系之间又相互支持、紧密联系、资源共享,构建了台湾地区残疾人辅助器具服务的机构基础。

内政部门从 2008 年起将原有补助的五个全台湾地区的辅具资源整合推广中心调整为补助三个辅具资源推广中心,包括多功能辅具资源整合推广中心、沟通与资讯辅具资源推广中心和矫具义具与行动辅具资源推广中心,主要负责全台湾地区辅具资源信息的整合与推广。同时,在全台湾地区各县市以公办公营、公办民营、民办民营等方式设立辅具中心,除开展辅具评估外,还办理辅具租借、回收、维修等服务。

教育部门依托高校或医院建立了三个学习辅具中心,分别为大专院校视障学生学习辅具中心,设在淡江大学;大专院校肢障学生学习辅具中心,设在中山医科大学附设康复医院;以及大专院校听语障学习辅具中心,设在高雄师范大学。学习辅具中心主要负责大专院校辅助器具的评估、租借及维修服务。高级中等以下残疾学生的学习辅具由各县市教育部门负责,通常在各县市某个特殊学校成立资源教室,负责对该县市的其他随班就读的残疾学生进行支持性辅具服务。劳动部门在各县市设立残疾人职业重建服务中心,负责残疾人职务再设计的申请、评估、经费审查等工作。卫生部门依托各大医院建立辅具中心,开展辅助器具的咨询、评估、维修、租借等服务。个别医院辅具中心同时承接内政部门或教育部门辅具服务项目。台湾地区各体系的辅助器具服务机构大多由政府采取项目补助的方式,以市场化运作的方式,整合社会资源,实现专业化服务。政府通过定期的机构评鉴,促进服务绩效的不断提升,实现机构的优胜劣汰和服务资源的优化配置,最大限度地维护残疾人的权益。

3.4.2　台湾地区残疾人辅助器具服务的内容

台湾地区残疾人辅助器具服务在积极学习借鉴西方发达国家先进经验的基础上,根据本地区的实际,不断发展辅助器具服务内容与内涵,扩大政府对于残疾人辅助器具补助的经费投入,保障残疾人与健全人同样享有社会生活的权利。

1. 辅助器具服务内容

台湾地区残疾人辅助器具服务经过多年的发展,专业服务不断细分,服务内容包括辅助器具咨询、适配评估、到宅评估、辅具训练、辅具维修、回收、辅具租借、服务回访、接受辅具捐赠以及二手辅具的媒合等。大部分项目均由辅具中心向残疾人根据其家庭收入水平（低收入或非低收入），收取一定的费用。

2. 辅助器具服务流程

台湾地区残疾人辅助器具服务根据不同部门的服务性质，建立不同的服务流程，总体的原则是由以政策制度化为保障，以政府为主导，以辅具适配评估为依据，由民间福利组织运作，残疾人自主参与选择，生活、教育及就业辅具服务相互补充与支持，既保障残疾人充分享有辅助器具服务，又引导残疾人的主动参与。

残疾人生活辅助器具补助将经费补助与辅具适配评估相分离，残疾人的补助以辅具适配评估为前提，残疾人根据评估报告自主选择辅助器具，政府根据评估报告及辅具补助目录标准进行补助。教育部门残疾人学生学习辅具租借的开展主要以政府提供资金支持、委托辅具专业机构评估以及办理辅具的租借服务，学校承担租借辅助器具的保管监督责任，构建了政府、受委托的辅具中心、学校与学生四方的紧密联系、相互配合、相互监督，共同保障残疾人学生接受教育的权利。台湾地区"劳工委员会"设立职务再设计资金，由残疾人职业重建中心对雇佣残疾人的工作场所进行评估，雇主根据评估报告进行改造，再向劳动部门申请经费补助。

内政、教育及劳动三大体系构建了残疾人辅助器具服务的体系，三大辅助器具服务体系的共同点在于政府有关部门以项目资助的方式委托各辅具中心承担辅具技术评估及服务的工作，经费补助主要由政府有关部门承担。由于不同体系服务对象的特点不同，辅具补助的类别、补助的对象、补助的方式及补助标准原则都有所不同。同时，教育辅具的租借和职务再设计的补助，都有一个第三方机构充当服务的监督与管理角色，比如学习辅具租借的学校和职务再设计的雇主，以保障辅助器具服务的跟进与落实内政部门生活辅具的补助与残疾人收入水平密切相关，而教育部门的学习辅具及残疾人的职务再设计则与收入水平无关，台湾地区政府将生活及康复辅具列入救助的范畴，而将残疾人接受教育与就业列入福利的范畴。

3.4.3　台湾地区残疾人辅助器具服务的特点

台湾地区残疾人辅助器具服务在政府主导下，以民间运作为主，以制度化为保障，切实保障残疾人参与社会的各项权利，呈现出以下几个特点：

1. 辅助器具服务的法制化与投入的稳定性

台湾地区残疾人辅助器具服务以政府法规给予保障，政府法规与部门法规相互衔接，最后由部门实施办法得以贯彻落实，保障政府福利政策的具体实现。经费来源是残疾人辅助器具服务的基础，台湾地区以政府投入为主，民间非营利机构通过募集资金或企业捐赠的方式，成为政府资金投入的有益补充，很好地弥补了政府政策法规刚性的缺点，保障了残疾人平等享有辅助器具的权利。

2. 民间机构参与的广泛性

台湾地区残疾人辅助器具服务大多由非营利的民间机构承接，包括基金会或协会，政府通过提供办公场地，以及项目资助补贴人事及办公经费的方式，以一定的任务目标，委托民间机构承办辅具服务，同时政府定期对该机构进行绩效评鉴，但是政府的补助不足以维持机构的正常运作。因此,通常某个民间机构同时承接多个政府项目,为保证机构的运作,机构需举办活动向社会募集资金,弥补工作经费的不足。民间社会组织的广泛参与,有利于调动机构不断提升服务绩效与专业服务水平,实现服务的优胜劣汰,保障残疾人享有高质量的辅具服务。

3. 辅助器具服务的专业性

由于民间机构的广泛参与,台湾地区残疾人辅助器具服务呈现专业化服务的特点,服务资源相互支持与衔接,辅助器具服务由一大批具有资质的专业人员积极参与,包括 PT、OT、ST、社工及技工等,建立了每项辅助器具服务的规范化流程和规范化表单,将辅助器具服务形成了多学科、跨专业的团队合作,并且注重实证研究,通过服务个案的研究,不断创新服务内涵,提升专业服务能力和水平。

4. 残疾人自主参与权与选择权

以残疾人需求为导向是台湾地区辅助器具服务中始终遵循的一个原则,强调残疾人的自主选择与参与是台湾地区残疾人服务的一个重要特点,从辅具适配评估到辅具购买,残疾人都有权自主选择合适的服务机构,这极大地促进了服务机构改进服务、提升服务品质,同时降低辅具配置的弃用率,从而减少资源的浪费。在残疾人自主参与选择的基础上,辅助器具服务机构定期跟踪残疾人辅助器具的使用效果,确保政府资助的有效性。

第4章 国内外残疾人辅助器具服务保障对比分析

4.1 国内外残疾人辅助器具服务保障体系的主要特征对比

4.1.1 国内外残疾人辅助器具政策制度对比

1. 国外残疾人辅助器具政策制度

纵观国际上最新的残疾人辅助器具立法的特点和发展趋势,一是更多地强调残疾人个人为权利主体;二是强调国家在满足残疾人康复需求方面承担主要责任;三是对残疾人给予特别扶助和保护;四是注重完善残疾人的社会保障措施。

日本对辅助器具的服务管理出台政策法规有《护理保险法》《躯体残疾人福利法》和《残疾人自立支援法》。其中,《护理保险法》规定护理供给种类中,辅助器具除在居家护理服务费项下设置了租用服务外,还设立了购买居家护理辅助器具的款项;《残疾人自立支援法》规定向残疾人提供共同的福祉服务,提供残疾人辅助器具及日常生活用具,以帮助其自立。

德国的相关规定有《残疾人保障法》。《残疾人保障法》中康复部分明确规定残疾人的康复待遇包括向残疾人提供身体配件和其他辅助性器械,测试承受力和工作疗法等医疗康复方面的所有帮助。根据残疾人的年龄和身份的不同,明确规定了辅助器具的配置及相关服务来源的不同渠道,其中包括由政府力量及各保险机构承担,以提高康复制度的实施效率;并建立保险经办机构联合的服务中心,为需要康复的残疾人提供康复信息、待遇标准和管理程序等方面的服务,帮助他们完成康复申请;各经办机构必须在收到申请后的14天内做出自己所承担相关责任的回应及答复,从而实现不同保险经办机构之间在伤残康复中的紧密合作,为残疾人提供各种辅助器具相关服务。

美国的辅助技术法律法规到如今已经形成一个较为完备的体系,在残疾人参与的各个社会领域,在辅助技术整体产业层面,从技术研究、信息、人员培训等诸多方面做出规定。其中,《残疾人辅助技术法》作为美国第一部专门以帮助残疾人获得所需的辅助技术为目的的法律,通过一系列的条款与规定,包括:对各州辅助技术计划的资助、设备再利用与设备租借行动、信息服务、对辅助器具设备生产商与服务提供商等机构的支持与资助、辅助器具服务有关机构技能培训等方面,从不同角度在一定程度上确保了对残疾人辅助器具服务需求的满足。美国《残疾人辅助技术法》与《残疾人法》以内容的全面性及法律的强制性保障了残疾人使用辅助技术的权益。美国的社会保障是以收入衡量为基础的,只有当残疾人的收入无法满足其基本需求时,才能够享受到政府的救助和福利,社会保障较为注重对弱势群体的基本保障。

丹麦在残疾人辅助器具服务上制定了相应的政策:①代偿原则:对残疾人所造成的功能缺失进行代偿;残疾人支付常规费用,不因残疾而支付额外费用。②共同责任原则:每个人都有责任为残疾人提供服务,服务的费用由税收支付,这是丹麦残疾人政策的重要组成部分。③各单位自行负责原则:每个单位都负责为残疾人提供无障碍设施。④无歧视原则:对残疾人一视同仁,这是丹麦残疾人政策的核心部分。

2. 国内残疾人辅助器具政策制度

我国台湾地区已初步形成了一套比较完善的残疾人福利保障制度。其中,《残疾人权益保障法》及《台湾残疾人医疗及辅助器具费用补助办法》明确规定了身心障碍者所享有的辅助器具服务。台湾地区残疾人可以凭借残疾诊断证明书,向户籍所在乡(镇、区、市)公所申请辅具补助,而地方"政府"依其财政状况,自行增订补助标准。辅具补助的范围包括点字机、轮椅、拐杖、助行器、传真机、居家无障碍设备、移位机、计算机辅助器具、助听器等。对于无法自行使用辅助器具的中低收入重瘫及以上残疾人,为了帮助他们得到所需的持续照顾,促进生活自理能力并减轻照顾者负担及压力,台湾地区残疾人福利团体和机构可以委托康复专业团队成员(包括职能治疗师、物理治疗师、康复工程师及社会工作师等)提出申请计划,办理到宅评估服务。该服务内容包括移位辅具系统、无障碍物理环境、自我喂食、卫浴类辅具、语言沟通等,以协助长期重瘫卧床的残疾人,克服生理机能障碍,有效运用社会资源,扩大辅助器具的使用范围,发挥各类辅具的最大效用。

我国残疾人辅助器具供应服务从 20 世纪 90 年代开始纳入残疾人事业国家规划,从组建服务机构、开发供应产品开始,经过国家残疾人事业"八五""九五""十五"三个五年计划的实施与探索,各地区也逐渐形成了适应残疾人需求的配套指导文件。例如,《上海市残疾人辅助器具组合适配实施细则》中明确规定了适配形式、内容、适配操作流程、无障碍环境改造、跟踪随访、档案规整等细则,明确从就业保障金中安排资金为残疾人免费配置辅助器具;《深圳残疾人辅助器具服务管理办法》明确规定了辅具适配的服务内容、配置、无障碍环境改造及操作流程等细则,坚持专业服务,按照服务标准、流程、手段和机构的专业化要求,确保辅助器具服务的质量与效果;《广州市农村残疾人参加新型农村合作医疗缴费和康复资助办法》《广州市残疾人康复经费管理办法》均明确指出符合资助条件的对象享受辅助器具服务的具体内容及申办程序等细则。康复资助标准根据资金筹集情况和财政承受能力设立资助上限,有基本辅助器具配置需求的残疾人,都可以根据需要定期和免费申请领取必需的辅助器具。

综上所述,近年来相继出台的关于促进残疾人事业发展的相关法规、政策和文件对辅助器具服务体系建设有着极大的推动作用,但与发达国家相比,我国的辅助器具服务领域的法规政策尚不健全、不配套,以至可操作性不强。缺乏残疾人康复和辅助器具评估适配等方面的国家规范和标准,缺乏对各类辅助器具服务机构的管理政策。

辅助器具服务体系的完善和辅助器具工作的可持续发展,均得益于相关法规政策的制定和实施。明确的法律法规、相关的责任约束,使得残疾人辅助器具服务得以强有力的保障。辅助器具服务体系法规政策的构建,是残疾人服务体系建设的重要组成部分,是确保残疾人辅助器具服务水平不断提高、服务受益面不断扩大的重要举措,是实现残疾人"人人享有康复服务"的重要基础,我国需要持续完善法律法规,促进我国残疾人辅助器具服务机构的规范化、制度化,进一步推动我国辅助器具服务体系的建设。

4.1.2 国内外残疾人辅助器具服务模式对比

1. 国外残疾人辅助器具服务模式

受上文中法律法规指导,在日本,社会观念开始转变,依靠制度享受辅助器具供给服务的用户也愿意承担部分费用。因此,残疾人辅助器具服务已转变为由行政管理制度与用户自主选择相结合的服务模式。

在德国,伤残康复服务比较全面,贯穿于社会保障的全部内容。根据残疾人的年龄和身份的不同,其明确规定了辅助器具的配置及相关服务来源的不同渠道,其中包括政府力量及各保险机构,以提高康复制度的实施效率;并建立保险经办机构联合的服务中心,为需要康复的残疾人提供康复信息、待遇标准和管理程序等方面的服务,帮助他们完成康复申请;各经办机构必须在收到申请后的 14 天内做出自己所承担相关责任的回应及答复,从而实现不同保险经办机构之间在伤残康复中的紧密合作,为残疾人提供各种辅助器具相关服务。

在美国现行的政策中对残疾人辅助器具的服务采取分段式补助,即由教育、就业、医疗等不同部门共同承担。美国《残疾人辅助技术法》与《残疾人法》以内容的全面性及法律的强制性保障了残疾人使用辅助技术的权益。美国的社会保障是以收入为衡量基础的,只有当残疾人的收入无法满足其基本需求时,才能够享受到政府的救助和福利,政府较为注重对弱势群体的基本保障。

丹麦没有设置专门的残疾人组织,残疾人事务以及弱势群体事务由社会事务部管理。法律明确规定了残疾人政策的三个原则:①保证残疾人拥有平等的地位和权利,如教育、就业、旅游等。②任何部门在制定政策和措施时都要考虑到残疾人的特殊需求和权益。③补助体系,免费提供和改装残疾人专用设备(如家居改修、电脑改装、交通工具改装等)以及生活补助等,确保残疾人能像健全人一样独立、舒适地生活。

丹麦 98 个市都有辅助器具中心,有数量巨大、品牌各异的各种辅具,由政府每年拨付专项经费,为残疾人提供免费的辅助器具服务。丹麦在县一级还设有专门的辅助器具服务机构,每个机构有 2～3 人,有独立的场所和残疾人的档案。服务机构的工作人员上门为残疾人提供改装和配置服务,他们认为这种模式离残疾人更近。

2. 国内残疾人辅助器具服务模式

我国残疾人辅助器具供应服务从 20 世纪 90 年代开始纳入残疾人事业国家规划,从组建服务机构、开发供应产品开始,经过国家残疾人事业"八五""九五""十五"三个五年计划的实施与探索,各地区也逐渐形成了适应残疾人需求的服务模式。我国康复辅助器具服务模式的发展经过了三个阶段。

商品销售服务模式阶段:在 1991 年国务院批转中国残疾人事业"八五"计划纲要的通知中,首次以政府文件的形式明确了要逐步形成全国残疾人用品用具供应服务网络,开展供需调查、信息咨询、产品组织、商品供应、维修服务、质量监督等服务。政府有关部门应对供应服务网络的建设和残疾人用品用具的开发、生产、供应、维修、服务给予扶持。以商品销售为特征的残疾人用品用具供应服务的初始阶段自此启动,商品销售服务模式由此形成。残联系统在各地建立残疾人用品用具供应站,向残疾人销售用品用具。国家对出售的每件产品给予少量补贴。由于一开始就将供应服务定位为商品销售,导致服务机构建设不足,供应服务举步维艰。在"八五"和"九五"期间,商品销售服务模式下的残疾人用品用具供应服务的路越走越窄,残疾人没有得到有效的服务。

配发服务模式阶段:"十五"期间,中国残疾人联合会调整了残疾人用品用具供应服务的工作思路。首先,转变了认识和观念。用康复辅助器具服务替代了残疾人用品用具供应,强调康复辅助器具服务工作是残疾人康复的一个方面。其次,在服务模式上将"商品销售"调整为"配发",强调配发工作的社会福利性。此阶段康复辅助器具服务的特征是配发服务,即政府和社会出资购买康复辅助器具配发给符合条件的残疾人。通过实施一系列为贫困残疾人配发康复辅助器具的项目,确立了康复辅助器具的配发服务模式。康复辅助器具服务进入了快速发展阶段。配发服务模式在全国的快速发展,为残疾人提供了越来越多的康复辅助器具产品。新的问题也随之产生,按照近乎标准化的配发工作流程由政府集中采购的产品种类和数量,既不能覆盖各类有需求的残疾人,也很难兼顾每个残疾人的个性化、差异化的需求。残疾人对康复辅助器具的个性化需求得不到满足。康复辅助器具的弃用现象日益突出。

评估适配服务模式阶段:随着国际交流的增多,世界先进的康复辅助器具服务理念被引入国内。假肢矫形器服务中的评估适配原则和程序逐步在其他类别的康复辅助器具服务中被采用。康复辅助器具服务进入评估适配的新阶段。深圳、上海、北京等地率先开展以评估适配为特征的康复辅助器具服务,并借以良好的工作经验将该服务理念和服务模式向全国推广传播,形成了康复辅助器具的评估适配服务模式。评估适配服务模式的核心是在对残疾人需求进行评估的基础上为其配置适时、适用的康复辅助器具。该模式克服了配发服务模式的不足,提高了残疾人对康复辅助器具服务的满意度。

另外,我国部分发达地区辅助器具服务管理模式如下。

台湾地区:卫生福利系统构建了三个层级的、覆盖全台湾地区的辅具评估机构,为身心障碍者提供辅具评估服务,落实辅具补助制度。部分有条件的评估机构同时开展辅具的租借、订制、使用训练、维修服务。第一层级是地区级的辅具资源整合推广中心。全台湾地区有 3 个,分别是位于台北市的多功能资源整合推广中心、听力语言障碍辅具资源推广中心和位于台中市的假肢矫形器(含足部辅具)及移动辅具资源推广中心。主要职责包括推进全台湾地区的辅具资源整合和服务推广、提供辅具资讯、开展辅具科技研发、对县市辅具中心提供技术支持等。此外,也申请预算,为辅具申请者提供评估、配置服务;第二层级是县市级辅具资源中心。全台湾地区的 22 个县市共有 27 个县市资源中心。县市辅具资源中心是辅具评估、配置的重要主体,承担对所有辅具进行评估、配置的职能。对于复杂、困难的个案,可得到地区级的辅具资源整合推广中心的支持;第三层级是医院辅具服务部门、社会组织和企业等。它们具备开展辅具评估业务的合格条件,拥有相关资格,受政府主管部门委托开展辅具评估服务。该层级机构通常只提供部分辅具评估服务。

上海:凡是在上海市在册的残疾人,都可以根据需要定期和免费领取必需的辅助器具,包括指定残疾人使用的机动轮椅车置换、假肢装配、轮椅、拐杖等的发放。建立了覆盖全市的辅助器具服务网络,从市到区(县)并延伸到全市的各个街道服务社,实现了辅助器具服务到残疾人身边。另外,上海市强调辅助器具组合适配,充分体现了以人为本的理念,通过辅助器具与无障碍环境改造相结合,有利于提高患者的整体生活质量。

深圳:凡持有深圳市残疾人联合会核发的《中华人民共和国残疾人证》(二代)的残疾人以

及卫生医疗机构诊断具有疑似残疾的 3 岁以下户籍儿童均能享受相应的辅助器具服务。

广州：符合资助条件的对象享受辅助器具服务的具体内容及申办程序等细则。康复资助标准根据资金筹集情况和财政承受能力设立资助上限,有基本辅助器具配置需求的残疾人,都可以根据需要定期和免费申请领取必需的辅助器具。资助配置其他辅助器具,资助标准按照中国残联《关于印发〈残疾人辅助器具基本配置目录〉的通知》确定。广州市残疾人辅助器具服务中心及各区、街道残联也形成三级服务网络,建立了覆盖全市的辅助器具相关服务。

在中西部地区,除国家和省市政府每年数量有限的、针对贫困残疾人的免费装配普及型小腿假肢、发放轮椅、拐杖外,多数残疾人首先要解决的仍然是温饱问题,辅助器具的需求难以得到满足。

4.1.3　国内外残疾人康复辅助器具支付体系对比

1. 日本残疾人康复辅助器具支付体系

在当今的日本,关于辅助器具支付的相关法律制度主要有以下两个方面,一个是根据护理保险进行保险支付,另一个便是根据躯体残疾人自立支援法向残疾人提供福祉服务一元化,其中包括辅助器具及日常生活用具。

（1）按照介护保险制度供给辅助器具

日本康复辅助器具使用现状与日本的相关福利政策密切相关。目前直接左右康复辅助器具支付现状和直接影响康复辅助器具市场的法律,即是 2000 年颁布的《介护保险法(看护保险法)》。《介护保险法》的实施,将日本的养老问题提高到了全社会问题的水平上。在日本,每个人年老后身体需要护理时,都可以向当地政府申请接受看护服务。对看护服务项目国家是有具体规定的。谁需要什么样的生活护理,生活护理当中需要哪种康复辅助器具都要按照国家规定来选择和支付。日本康复辅助器具市场即是在这样的国家政策范围内,康复辅助器具用户和厂家之间签订合同来买卖康复辅助器具,因此整个康复辅助器具市场是被国家政策所制约的。根据政府制定的护理保险制度,还需要培训专职人员和鼓励社会发展护理服务行业,以及健全康复辅助器具的供给系统,促进康复辅助器具的研制开发等。为此,《介护保险法》在公布后花费了近三年的时间于 2000 年才得以施行。

介护保险为强制型社会保险,规定 40 岁以上的全体国民必须加入。一类被保险人为 65 岁以上的国民,保险费的交纳在个人年金当中扣除。二类被保险人为 40～64 岁的国民,交纳保险费按工资收入比例扣除(由所在单位和个人分摊)。在《介护保险法》中,租赁和购买是获取辅助器具的两种主要方式。

按照介护保险规定,护理供给支付限度基准额由被护理用户的护理程度决定,5 级是需要护理的最高等级。用户可在一定的限额内通过护理支援专业人士制定的计划租赁适用的辅助器具。

实施护理保险的辅助器具租赁业务时,每个业务所至少配置两名辅助器具专业咨询人员进行辅具适配。在日本,除了有完善的辅具适配资格认证,也会对老年人得到介护保险的资格进行评估,并对老年人提供护理计划书,同时由团队通过 PDCA 的循环模式进行追踪管理。长期以来,日本老年人采用租赁方式获得辅具的费用可由保险负担 90%,个人只需要支付 10%。近年来,随着国家财政负担的加剧,对介护保险的负担比例已进行了相应的调整,部分高收入人群的个人负担比例已调整为 20%。

（2）根据《残疾人自立支援法》供给辅助器具及日常生活用具

2005 年,日本将以往分别在多个法律（躯体残疾人福利法、智力残疾人福利法、精神保健福利法、儿童福利法）中规定的残疾人福祉服务一元化,制定了《残疾人自立支援法》,向残疾人提供共同的福祉服务,以帮助其自立。根据《残疾人自立支援法》,福利使用者负担 10% 的费用。该法于 2012 年的修订版内容中进一步减轻福利使用者的负担。福祉服务涵盖的范围很广,包括各类护理支付（居家护理、重度访问护理、行动援护等）、对训练等支付（功能或生活的自立训练、就业支援等）、对自立的医疗支援、地区生活的事业支援、辅助器具的供给。根据这一法律给付的辅助器具有十余类:假肢、矫形器、轮椅或电动轮椅、起立保持工具、步行器、座位保持装置、盲人安全杖、假眼、眼镜、助听器、头部保持工具、排便辅助工具、步行辅助拐杖、用于重度残疾人的意思传递装置。这些辅助器具需要通过如假肢用具师、社会福祉师、理疗师、操作疗法师、语言听觉师等具有国家资格的康复专职人员依据医师所开的处方进行配置。根据《躯体残疾人福利法》供给残疾人辅助器具及日常生活用具的财政源头是公费,根据申请者的残障等级提供供应。随着《残疾人自立支援法》的施行,这些依靠制度接受辅助器具供给的用户更多地愿意依据残障程度接受辅助器具的供应,并接受负担相应的辅助器具费用的 10%（用户承担的上限规定为 37 500 日元）。这一变化体现了法律观念的一大转变,即由以往单一的行政管理措施制度转变为通过尊重用户的自主性,赋予用户选择使用权,使其与行政管理相结合形成使用的合同制度。

2. 英国残疾人康复辅助器具支付体系

英国实行全民医疗免费政策,与残疾相关的医疗和康复项目基本涵盖在免费范围之列。英国的康复辅助器具市场高度碎片化,辅具种类繁多。消费者可通过辅具销售连锁机构、网络、福利机构购买部分类型的辅具。像假肢和矫形器这类由政府买单的辅助器具,使用者需要在医师等专业人员评估后选用指定的产品。

英国康复辅助器具支付情况如下。

（1）移动辅助器具

英国通过 NHS（英国国家医疗服务体系）的"轮椅服务部"对轮椅等助行辅具进行公共分发和供给。申请者经过一系列评估后即可在政府指定的医院、社区保健服务部门、第三方机构、私营企业等处申领相应的辅助器具,使用过程中的维修和保养费也由 NHS 负担。通过英国政府部门获得免费或资金补助的轮椅需要通过各方评估和申请,使用者往往要等待较长的时间。

此外,政府还通过"租赁"的形式给需求者配置轮椅。租赁费用和维护费用由 NHS 负担。"租赁"的配置方式主要是针对电动轮椅。对于手动轮椅来说,需求者多通过政府发放的"轮椅代金券"去指定的机构选择中意的款式。"代金券"有效期为 5 年,这期间不能再次获取。英国公民残疾后,政府财政会免费提供第一台轮椅。但为了鼓励患者积极参与社会劳动,再次更换轮椅的费用需要自付或通过医疗保险支付,除非患者丧失劳动和独立生活能力进入养老院或护理机构。

（2）生活辅助器具

各级政府部门的社会服务部和各级公立医院是生活辅助器具的主要提供者,经过审核注册的零售商是政府的合作伙伴。生活辅助类器具的供应和服务涉及英国 NHS、各级政府机构的多个部门以及众多的零售商。根据英国卫生部的数据,政府提供的生活辅助器具中约 60% 是"复杂"型器具,如升降装置、护理床等;约 40% 为"简单"型器具,如浴缸坐板、可调式坐便椅凳。消费者也可以从零售商、网络等渠道自行购买。零售商需要通过政府部门的审核和登记方可从事相关辅助器具的销售。从网络渠道购买的数量约占总量的 10%。

（3）假肢和矫形器

英国的假肢矫形器具大多数由 NHS 免费提供,相关的服务由医师和康复工程师在指定的康复机构合作完成。

（4）其他康复辅助器具配置服务概况

鉴于大多数生活辅助器具价格不高（往往低于 30￡,约合 270 元人民币）以及可选择种类广泛,且使用人群广泛,此类辅具主要通过"零售模式"实施配置和自费购买。据统计,全英国平均 8 400 人就有一家康复辅助器具服务供应商（不包括卫生服务系统中的各类机构）,其中能够为用户提供较为专业的建议和指导的占比为 39%。

需求者也可申请相关的资金补贴。在患者住院期间,负责的医师、治疗师或社会工作者需要根据患者能力、需求和意愿提供康复治疗服务,并负责联系医院辅助器具配置部门或综合配置中心人员,对患者身体结构、功能状况和需求进行综合评估,最终形成一套完善的辅助器具配置方案,并出具文书向相关部门或基金组织申请辅助器具。

英国康复辅助器具应用及服务的政府扶持方式如下。

英国政府主要通过"残疾人工作与年金部"为残疾人的康复服务及相关器具的使用提供广泛的财政支持。相关的扶持项目包括以下两类。

（1）辅具和服务的增值税减免:是指残疾人在购买辅具以及一些为残疾人提供的特定服务时不必缴纳增值税,包括残疾人居住服务和残疾人辅具的租用。

（2）直接付款项目:若政府部门不能直接为残疾人提供康复辅助器具以及相关服务,将直接给予付款。此外,英国政府根据残疾的影响程度的不同为需要个人照顾或有行走困难的残疾儿童、青年人、老人提供免税津贴。这些政府的财政支持保证了康复辅助器具的广泛应用以及辅具配置质量,保证了残疾人能够真正地融入正常的社会生活。

配置服务中为需求者配置的价格不超过￡1 000 的小型辅具由政府全额负担,对于必须配置价格超过￡1 000 的辅具,政府将会进行严格评估。对于价值较高的大型辅具配置,OT 师做出初步评估后,费用由英国的房屋管理部门与残疾人设备基金共同承担。

3. 美国残疾人康复辅助器具支付体系

美国现行的政策中对残疾人康复辅助器具的补助由包括教育、就业、医疗等不同的部门共同承担。美国的《残疾人法》和《残疾人辅助技术法》充分地保障了残疾人使用辅助技术的权益,各级政府将残疾人获得康复辅助器具的补贴资金纳入预算中,并对就业提供相应的辅助技术。

关于康复辅助器具由美国社会保险所承担的部分,目前还没有具体的法律条文,保险或政府救济所承担的份额根据具体的康复辅助器具来定额。对于残障人士来说,大部分康复辅助器具只需要其承担一小部分或者完全免费。

美国的公益事业基于各种政府项目和基金会的支持,残疾人在残疾发生后,只要能满足一定的条件（家庭、年龄、收入情况等）,并且向有注册的治疗师提出购买必要性申明,就能免费获得假肢或其他申请的康复辅助器具。

4. 澳大利亚残疾人康复辅助器具支付体系

澳大利亚联邦政府的家庭与社区服务部是负责公众福利事业的重要政府部门。政府通过各类联邦支付项目向公民提供康复服务和保障。对于残肢者装配假肢的相关费用,澳大利亚根据需求者的不同情况使用不同的资金进行资助。如澳大利亚的维多利亚州规定,因工伤或交通事故截肢的患者由 Work Cover 或 Transport Accident Commission 专项基金支付包括康复在内的所有费用;因疾病截肢后装配假肢的相关费用则由 Victorian Artificial Limb Program 支付,但该项目不支付进一步康复的费用;因伤需装配假肢的军人由 Department of Veterans Affairs 支付相关费用。澳大利亚的各州都有类似上述的相关基金支付假肢矫形器装配及康复的相关费用。

5. 国内残疾人康复辅具支付体系

(1) 残疾人辅具补贴制度为残疾人康复辅助器具配置提供保障

目前,北京、天津、上海、山西、吉林等 19 个省市明确提供辅助器具适配补贴。北京市根据残疾人的收入、年龄、辅具价格等进行评估后给予购买辅助器具对应补贴标准的 100% 或 50% 的资金补贴。残疾人辅助器具购买补贴、评估适配服务、研发创新等经费,由区级财政负担。深圳户籍残疾人可向户籍所在地街道残联提出辅助器具申请。上海户籍残疾人配置残疾人辅助器具分为全额类适配和补贴类适配两种,具体如下:①全额类适配范围内的辅助器具免费配发给适用范围内的残疾人使用。②补贴类适配范围内的辅助器具由个人申请,经评估报市辅助器具资源中心审核后,对该品种实行补贴类适配。补贴类适配规定范围内的品种,按所需辅助器具金额的 50% 给予补贴。低收入的残疾人,按所需辅助器具金额的 70% 给予补贴。享受低保和重残无业的残疾人,按所需辅助器具金额的 90% 给予补贴。全额类适配的金额及补贴类适配的补贴金额,由上海市残疾人辅助器具资源中心承担。

(2) 工伤保险制度保障工伤职工的康复辅助器具支付

我国 2004 年施行的《工伤保险条例》第三十条明确规定:工伤职工因日常生活或者就业需要,经劳动能力鉴定委员会确认,可以安装假肢、矫形器、假眼、假牙和配置轮椅等辅助器具,所需费用按照国家规定的标准从工伤保险基金支付。各地据此指定有相关的实施办法,如上海市 2012 年制定了《上海市工伤保险实施办法》,又具体地根据社会经济发展水平和工伤保险基金支付能力等情况,制定了《上海市工伤保险辅助器具配置目录》,将辅助器具目录分为假肢、矫形器、生活类辅助器具、其他辅助器具等 4 大类 70 项,同时对辅助器具主要部件的材料要求、功能、使用范围、最高支付限额及最低使用年限等做了详细规定。

(3) 长期护理保险制度保障失能人群的长期护理及康复服务

2016 年,人社部发布了《关于开展长期护理保险制度试点的指导意见》,在全国 15 个城市启动了长期护理保险制度的试点,探索为长期失能人员的基本生活照料和医疗护理提供保障的社会保险制度。长期护理保险是区别于养老、医疗、就业、工伤、生育五大险种之外的新社会保险险种,是一项负担失能人群的专业医疗护理、居家专业照料及其他相关基本生活照料项目支出的社会保障制度。上海是全国首批开展长期护理保险试点的 15 个城市之一,然而,试点办法中鲜有涉及康复辅助器具的使用和费用支付等项目。

（4）医疗保险支付康复项目和部分康复辅助器具

2010年和2016年国家有关部门先后两次发文将部分医疗康复项目纳入基本医疗保障支付范围，分别由城镇职工基本医疗保险、城镇居民基本医疗保险、新型农村合作医疗基金按规定比例给予支付。各地根据自身实际情况积极推动落实，部分有条件的地区还在文件规定项目的基础上，进一步扩大了医保支付的康复治疗及训练项目范围。

6. 台湾地区残疾人康复辅助器具支付体系

（1）台湾地区辅具服务支付行政体系

医保系统。医保系统对住院病人所急需的、具有积极治疗作用、有医嘱和处方的辅具给予一定额度的医保给付，但也规定了限制条件。以装配假肢或矫形器的医保支付为例，限制条件有三条：患者在医学中心或区域医院层级的医疗机构住院；骨科、神内、康复、整形外科专科医师开立了装配假肢或矫形器的医嘱和处方；按照支付范围装配假肢或矫形器。

全民健康保险对象装配假肢，以收录于全民健康保险医疗费用支付标准的假肢产品为原则。其自愿装配的假肢，超出本保险支付标准之外的费用，由保险对象自行承担。支付范围包括评估、检查、假肢装配和训练，但不包括维修费用。同时也规定了支付次数，即同一部位的假肢装配，医保只支付一次费用。但18岁以下的保险对象根据医生的处方，每两年支付一次。可见，台湾地区的医保系统主要对个人治疗急需的辅具提供临时性而非持续性的支付保障。

荣军系统。荣军辅具补助系统的主管部门是"行政院国军退役官兵辅导委员会"。台北荣军总医院为地区级的执行部门。接受申请的受理单位为政府的荣军服务处、荣誉国民之家、台北荣军总医院身障重建中心。他们按照"行政院"公告的"身心障碍重建及医疗辅具补助项目"为荣军申请辅具提供评估和支付服务。全部费用纳入政府预算。"身心障碍重建及医疗辅具补助项目"目前收录了83项辅具产品，并规定了产品的使用年限和评估要求。

劳动就业系统。劳动就业辅具补助系统的主管部门是"劳动部"和县市政府的劳工局。补助项目包括就业所需的相关辅具。补助特点是，劳动者因就业之需，可以免费获得或借用，或承担部分费用获得相关辅具。

教育系统。教育辅具补助系统的主管部门为"教育部特教司"。中小学学生的辅具补助由各县市特殊教育资源中心负责执行。大专院校及职业学校学生的辅具补助由"大专院校视障、听障、肢障学生学习辅具中心"负责执行。补助项目包括教育学习所需相关辅具。补助特点是学生可以免费获得或借用辅具。

体育系统。体育辅具补助系统的主管部门为"教育部体育署"。补助项目包括从事运动项目所需的轮椅或固定辅具等。特定的残疾运动员（通常是在大型体育比赛中获得优异成绩的运动员）可以免费获得辅具。

卫生福利系统。卫生福利辅具补助系统的主管部门为"卫生福利部"和各县市政府社会局。执行单位包括医院、各县市辅具资源中心、中央层级的辅助器具资源中心、长期照料中心等，遍及社区。卫生福利系统覆盖面最广、体系最完整、服务人群数量最多，是落实福利性辅具服务与补助最主要的系统，任何阶段都能申请得到卫生福利系统的辅具补助。

（2）台湾地区辅具服务支付制度体系

辅具补助办法与标准。身心障碍者辅具费用补助办法是卫生福利系统落实辅具补助的核心。该办法明确规定了身心障碍者申请辅具费用补助的流程、方式与相关规范，制定了身心障碍者辅具费用补助基准表。基准表详列了 172 项辅具费用补助项目的补助对象、专业评估人员与相关评估规定、规格或功能规范、最高补助金额、最低使用年限与其他规定。例如,电动轮椅项目对于低收入家庭补助 50 000 元新台币(全额补助),对于中低收入家庭补助 37 500 元新台币(75％金额补助),对于一般家庭补助 25 000 元新台币(50％金额补助),其最低使用年限为 5 年,评估人员要求为甲类。

辅具补助方式。辅具补助的方式有现金补助和实物补助两种。现金补助的特点是定额补助,补助金额依据障碍程度、家庭收入水平分为全额补助和部分补助。实物补助又为实物给予、实物租赁等方式。当辅具补助的年度预算经费使用完毕时,当年度将不再受理和审定新的申请。

4.1.4　国内外残疾人康复辅助器具人才培养对比

1. 国外康复辅助器具人才培养情况

部分发达国家由于发展较早,辅助器具服务专业人才培养体系较为成熟,以下从专业人员认证体系等多个角度进行对比。

(1) 北美辅助器具服务专业人员认证体系

北美康复工程与辅助技术学会(Rehabilitation Engineering Society of North America,RESNA)是北美地区享有盛名的专业机构,除了致力于推动科研和技术交流、制定辅助技术标准外,对辅助器具服务人员提供专业认证并进行专业队伍管理是其重要工作之一。RESNA 目前主要提供两种辅助器具服务人员专业认证,一个是辅助技术专业人员(Assistive Technology Professional, ATP)证书,另一个是坐姿与移动专业人员(Seating and Mobility Specialist, SMS)。

ATP 认证的重点在于确保服务人员掌握用户需求评估能力、协助选择适合的辅助器具的能力以及提供辅助器具使用训练的能力。辅助器具专业服务人员在申请 ATP 认证考试前,必须在学历和工作经验上同时达到相应的条件。值得一提的是,被认可的相关工作经验指直接与用户相关的辅助器具服务,主要包括辅助器具评估、安装、调试以及用户训练等;被认可的专业学历主要包括医学、护理、低视力康复、作业治疗、物理治疗、言语语言治疗、听力学、职业康复、生物工程或康复工程、假肢与矫形器、娱乐康复等,具体见表 4-1 所列。

表 4-1　申请 ATP 认证所需资格

学　历	辅助器具专业培训或再教育	相关工作经验
特殊教育学硕士或以上 康复学硕士或以上	10 学时	6 年,1 000 小时 6 年,1 000 小时
特殊教育学学士 康复学学士 非康复学学士	20 学时	6 年,1 500 小时 6 年,1 500 小时 6 年,2 000 小时
康复学大学二年肄业 非康复学大学二年肄业 高中或同等学力	30 学时	6 年,3 000 小时 6 年,4 000 小时 10 年,6 000 小时

在 RESNA 的系列认证中,ATP 认证是涵盖专业范围较广的一种,它涵盖了 10 个主要的辅助器具服务领域:坐姿与移动、扩大与替代沟通(AAC)、认知辅助器具、电脑辅助器具、日常生活电子类辅助器具、感知辅助器具、休闲娱乐辅助器具、环境调整、无障碍交通(公共交通和个人交通)、学习障碍辅助器具。

ATP 认证考试题目由 200 道选择题组成,较全面地考查了应试者的辅助器具服务实践能力,考核内容分布大致为:需求评估约占 27%,辅助器具干预策略制定约占 34%,适配方案实施约占 26%,服务绩效评价约占 10%,职业操守约占 3%。考试合格即可获得 ATP 资格证书,有效期两年。两年后可通过工作经验以及继续教育证明文件申请延长证书有效期,详见表 4-2 所列。

表 4-2 ATP 认证考核范围

考核项目	考核内容
需求评估	1. 与用户、家属、护理者访谈,确定需求与期望 2. 查看相关医疗、教育等报告 3. 与辅助器具相关的环境评估(物理环境、社会环境等) 4. 用户功能与障碍评估 5. 辅助器具使用相关能力与障碍评估 6. 用户未来需求评估 7. 协助用户明确并优先考虑目标与需求 8. 当前使用辅助器具效果评估 9. 按需将用户向其他专业人员转介 10. 将评估结果提交给用户
服务方案/策略制定	1. 确定潜在的服务策略 2. 确定并试用与用户目标、功能、环境等因素相应的辅助器具 3. 明确训练和支持需求 4. 明确环境融入事项 5. 观察用户反馈 6. 明确可量化的成果 7. 通过解释多种方案的利弊,协助用户做出选择 8. 服务过程的记录
适配服务	1. 与用户及服务团队成员审议并确定适配方案 2. 启动并监控采购流程 3. 辅助器具产品验收 4. 根据用户需求安装和调试辅助器具 5. 提供辅助器具维护、保修等信息 6. 对用户、家属或护理者提供辅助器具操作训练 7. 对用户、家属或护理者提供辅助器具调试、故障处理训练 8. 训练用户在典型环境里使用辅助器具 9. 按需对辅助器具进行调整或改制 10. 对服务过程进行记录

考核项目	考核内容
服务绩效评价	1. 评估并记录用户使用辅助器具后取得的成果,根据需要进行再次评估 2. 提供后续追踪服务,包括维修服务
职业操守	在 RESNA 道德与实践标准规范框架下开展辅助器具服务

　　SMS 认证的重点在于确保专业人员掌握用户坐姿及移动需求评估、明确经费来源、适配方案执行、服务绩效评价和追踪服务等相关能力。SMS 认证与 ATP 认证的主要区别在于,ATP 认证更为宽泛,涵盖了辅助技术服务的主要领域,而 SMS 认证更为专门化,内容集中在坐姿、姿势保持和移动,面对的专业人员主要是临床康复人员、工程师和其他提供姿势保持与移动服务的人员。

　　SMS 认证同样需要有相应的资格条件,包括三个方面:

　　第一,申请者必须已具备 ATP 证书;

　　第二,在职业生涯中从事坐姿及移动服务累计至少 1 000 小时;

　　第三,在过去 5 年中完成了以下专业活动(见表 4 - 3 所列)中的至少两项。

表 4 - 3　SMS 认证资格——专业活动

过去 5 年专业活动项目	主要内容	证明材料
继续教育	1. 参加坐姿及移动或其他相关领域(例如:交通、伤口护理、医疗干预等)学术研讨会议 2. 完成学科课程并取得学分	由国际继续教育及培训联合会认可的机构或高校提供的继续教育学分证书、成绩单副本
服务提供	1. 提供临床个案报告 2. 在个案研究中直接面对坐姿及移动辅助器具使用者并提供服务 3. 直接面对用户进行教学或训练(例如:轮椅运动)	认证申请表固定格式 机构审查委员会出具的许可,包括专业人员的职责、时间与方案摘要 认证申请表固定格式
维权	1. 游说地方、州或联邦立法机构 2. 向社会公众宣传坐姿及移动辅助技术并发起倡议	认证申请表固定格式 认证申请表固定格式
服务督导	现场服务督导或训练	认证申请表固定格式
报告与教学	1. 正式会议报告 2. 至少 4 小时的正式研讨会报告 3. 在高校正式授课,高校出具的信函 4. 主持在线课程(至少 0.4 学分)	会议手册 会议手册 高校出具的信函 相关链接

过去 5 年专业活动项目	主要内容	证明材料
出版物	1. 在同行评议期刊上发表文章、参考文献及摘要 2. 撰写著作章节、参考文献及摘要 3. 作为同行评议出版物的编审领导及服务，作为编审的正式信函，向个人、集体、机构提供坐姿及移动相关服务，包括在专业机构担任专家组或专业委员会成员、制定相关标准等认证申请表固定格式	参考文献及摘要 参考文献及摘要 作为编审的正式信函
领导及服务	向个人、集体、机构提供坐姿及移动相关服务，包括在专业机构担任专家组或专业委员会成员、制定相关标准等	认证申请表固定格式

北美地区的辅助器具专业认证不仅在学历上有一定的要求，在从业经验上的要求则更为具体和严格，这在一定程度上确保了申请认证的专业人员的专业知识与实践技能水平，也确保了认证的质量。据统计，自实施认证以来，北美地区已有超过 4 000 名辅助器具专业人员获得了 ATP 认证。由于其严谨的资格审查、认证考核及认证延续性管理，ATP 及 SMS 认证已成为北美最为权威的辅助器具专业服务人员认证，获得认证的人员已形成一支高水平的专业队伍，不仅在辅助器具适配服务上发挥着重要作用，在相关领域如政策制定、标准化研究、辅助器具研发等领域也发挥着重要影响。

（2）美国辅助器具服务专业人员教育与认证

美国辅助技术教育像其他学科的教育一样受到重视，美国高校普遍开设辅助技术相关专业或课程，设有辅助技术相关专业或课程的大学有 40 多所，分布于美国 2/3 以上的州。其教育形式和层次丰富多样，具体如表 4-4 所列。

表 4-4　美国辅助技术教育情况

序　号	设置辅助技术专业教育的大学	直属学院、系	专业名、教育层次或资格
1	Arcadia University	—	辅助技术研究生证书
2	Bowling Green State University	—	辅助技术研究生证书（在线）
3	Bowling Green State University	—	重点在特殊教育辅助技术的教育硕士
4	California State University Dominguez Hills	扩展与国际教育学院	辅助技术专家证书（在线）
5	California State University，Northridge	残疾中心	辅助技术应用证书
6	California State University，Northridge	The Tseng College	辅助技术研究与人的服务（理科硕士）
7	California State University，Northridge	The Tseng College	辅助技术应用培训高级专业发展证书
8	Casper College	健康科学学院	辅助技术证书
9	Coppin State University	应用心理与行为咨询学院	辅助技术研究生证书
10	University of Akron	言语语言与听力学学院	强化与替代沟通（AAC）硕士
11	East Carolina University	教育学院	辅助技术证书

序　号	设置辅助技术专业教育的大学	直属学院、系	专业名、教育层次或资格
12	Framingham State University		辅助技术研究生证书
13	George Mason University	教育与人的发展学院	辅助技术辅修、证书、教育硕士、博士
14	New England Institute of Technology		强调辅助技术干预的康复科学学士
15	New Jersey City University	教育学院	辅助技术专家证书
16	Northern Arizona University	人的发展研究所	辅助技术研究生证书
17	Northern Illinois University.	特殊与幼儿教育系	辅助技术教学专家研究生学习证书
18	Rocky Mountain University of Health Professions		作业治疗博士后辅助技术选修方向
19	Sarah Lawrence College		辅助技术为重点的大学预科
20	Simmons College		重点为辅助技术的教育专家研究生证书
21	Southern Connecticut State University	特殊教育与阅读系	重点为辅助技术的特殊教育硕士
22	State University of New York,Buffalo	公共健康与健康专业学院	辅助与康复技术证书
23	Stony Brook School of Health Technology and Management		健康与康复科学博士
24	University of Akron	言语语言与听力学学院	重点为强化与替代沟通（AAC）硕士
25	University of Illinois	应用健康科学学院	临床康复和技术证书
26	University of Illinois System	应用健康科学学院残疾与人的发展专业	辅助技术证书
27	University of Kentucky	特殊教育与康复咨询系	辅助技术证书、硕士、教育专家、博士
28	University of Miami	医学院儿科系	适应性和辅助技术课程（本州居民免费）
29	University of Nebraska		辅助技术高级从业者（教育硕士）
30	University of New Hampshire		辅助技术研究生证书
31	University of New Hampshire	健康与为人服务学院	作业治疗专业的辅助技术证书
32	University of Wisconsin-Milwaukee	健康学院沟通科学与障碍系	辅助技术与无障碍证书（服务）
33	University of Wisconsin-Stout	Stout 职业康复研究所	培训与在线课程
34	Vincennes University	社会科学、表演艺术与沟通学院	辅助技术（理科副学士）
35	West Chester University of Pennsylvania	教育与社工学院	通用设计与学习辅助技术研究生证书
36	Wyoming University		老龄优化技术证书（硕士后继续教育）

美国的辅助技术服务专业教育主要为硕士层次的证书和硕士教育。在 42 个辅助技术服务专业教育项目中，证书教育有 24 个（通常为研究生层次），硕士有 8 个，博士与博士后 4 个，此外还涉及课程教育、副学士、辅修、本科预科、学士。其中，证书又分为以下三种：①RESNA

认证的证书,该认证为业界公认。如威斯康辛大学(University of Wisconsin)分校的培训与在线课程就拥有RESNA的专业认证。②研究生层次的资格证书,如乔治梅森大学(George Mason University)的研究生层次的课程与教学辅助技术证书。③同时拥有研究生资格证书与RESNA认证。如新罕布什尔大学(University of New Hampshire)的辅助技术研究生资格证书同时也获得RESNA的认证。许多研究生资格证书教育都有RESNA的认证。辅助技术的硕士教育中有专业的辅助技术硕士,如授予理科硕士加州州立大学北岭分校(California State University,Northridge)的辅助技术研究与人的服务硕士。此外也有授予相关专业硕士的辅助技术专业教育,如乔治梅森大学授予教育硕士的辅助技术专业。

在所查到的辅助技术服务的专业教育中,证书形式的教育所占比例超过一半。该类证书教育主要用来帮助学习者掌握辅助技术评估,利用知识和技能为有肢体、认知或感官残疾的人士提供适当的辅助技术解决方案,并帮助人们获取和使用这些辅助技术装置。希望提升辅助技术服务技能的物理治疗师、作业治疗师、言语治疗师、康复工程师、特殊教育教师等与残疾事务有关的人员都可能成为该专业的学习者。这类学习者通常已经具有本科以上学历,并有相关的工作和职业经历。许多证书教育同时也支持学历教育。该类证书教育要求至少修满12学分。

证书层次提供最基本的知识,涉及辅助技术导论、高技术辅助技术、辅助技术工作中的行政管理,以及以辅助技术的选择、适配和利用为核心内容的应用辅助技术技能等方面。

硕士层次课程则提供较为深入的知识与技能,如加州州立大学北岭分校的辅助技术研究与人的服务专业课程有:与辅助技术可用性有关的人类特征,辅助技术的当前和新兴论题,历史、法律、政策和辅助技术,生活中的辅助技术,功能性生物学与设计创新,影响生活质量的疾病,辅助技术研究方法与设计,辅助技术评量与成效评估以及辅助技术服务提交中的资讯。

特定领域的辅助技术服务教育则通常面向特定人群的需要。例如乔治梅森大学教育与人的发展学院提供的辅助技术硕士教育内容则完全是从特殊学生学习需要的角度来设置的。其核心课程包括辅助技术导论、增强型沟通、感知障碍患者的辅助技术、辅助功能和输入改造、通用学习设计、残疾人的软件和移动应用程序、独立生活和就业辅助技术、适应型环境设计、辅助技术评估等。

另外,辅助技术装置方面的专业教育也有多种层次,见表4-5所列。26个专业教育项目中,证书层次的教育有10个,硕士10个,本科4个,博士1个,还有1个教育层次不明确,其中以硕士层次为主要教育形式。从涉及该专业教育的学科来看,有独立的辅助技术工程、康复工程、康复技术专业,也有依托于机械、计算机、人体工程学、生物工程、生物医学工程、人因工程、人机互动等专业的辅助技术装置方面的专业教育。从表4-5所列的主办学院的学科来看,康复或康复工程方面的学院有8个,依托于生物医学或生物工程方面的专业有10个,相近的依托于机械工程系的人因工程和人机互动专业各有1个。值得注意的是,所查到的多个生物医学工程或生物工程专业,都与数学、计算机、机电,乃至于物理、化学等专业合作培养辅助技术装置方面的专业人才,使专业教育与相应的研究都能做到位。例如加州大学圣克鲁兹分校(University of California, Santa Cruz)的生物工程学院的辅助技术就在多专业的合作下分为关注肌肉骨骼的运动机理以及感知与认知方面的人工智能两个方向。

独立开设的和依托于不同专业设置的辅助技术装置方面的专业课程设置很不相同。

表 4-5　美国高校辅助技术装置专业教育

序　号	设置辅助技术装置专业的大学	直属学院、系	专业名、教育层次或资格
1	ARPE 与互联学院		康复技术证书
2	California State University, Long Beach	工程学院	以生物工程与辅助技术作为一个重点
3	California State University, Northridge	Tseng 学院与健康和康复科学学院合作	辅助技术工程(理科硕士)
4	California State University, San Diego	ARPE&Interwork 学院	康复技术学位课程证书
5	Catholic University of America	工程学院	重点为辅助技术的生物医学工程硕士
6	Illinois Institute of Technology	自然文科学学院	康复工程技术研究生证书
7	New York Institute of Technology	工程、计算机等多学科合作	生物医学/辅助技术设计
8	Rutgers, The State University of New Jersey	工程学院	生物力学与康复工程硕士
9	State University of New York, Buffalo	康复科学系	辅助与康复技术研究生证书
10	Tufts University	工程学院机械工程系	人机互动证书、硕士、博士
11	Tufts University	工程学院机械工程系	医学装置中的人因技术证书、硕士
12	University of California, Santa Cruz	工程学院、生物工程专业(多学院合作)	重点为康复工程的生物工程本科
13	University of Colorado	工程与应用科学学院	辅助技术与康复工程(理科硕士)
14	University of Colorado Denver	辅助技术伙伴项目	重点为辅助技术的生物医学工程硕士
15	University of Louisville	教育与人的发展学院	特殊教育辅助技术(教育硕士)
16	University of Michigan	物理医学与康复系	康复工程本科
17	University of Michigan	物理医学与康复系	人体工学与康复工程硕士
18	University of North Carolina at Chapel Hill	生物工程学院与康复工程学院合作	医疗器械研究生证书
19	University of North Carolina at Chapel Hill	生物工程学院与康复工程学院合作	生物医学影像研究生证书
20	University of North Carolina at Chapel Hill	生物工程学院与康复工程学院合作	纳米生物技术研究生证书
21	University of Pittsburgh	健康与康复科学学院	康复技术(理科硕士)
22	University of Pittsburgh	健康与康复科学学院	康复中的辅助技术证书(本科)
23	University of Wisconsin-Milwaukee	工程与应用科学学院	重点为辅助技术的生物医学工程本科

　　独立开设的辅助技术工程或设计方面的专业会比较突出辅助技术的一些共性问题。例如加州州立大学北岭分校辅助技术工程硕士专业,课程有功能生物学和设计、产品设计和开发、应用生物力学与机电控制、仪器与测量、人机接口、软件开发与应用、与人的特征和整个生命周期相关的辅助技术、有关疾病、装置及其成效测评等。匹茨堡大学(University of Pittsburgh)康复技术硕士涉及的课程有康复工程和辅助技术基础、康复工程设计、残疾的医学方面、人力绩效分析、手动轮椅设计和评估、计算机利用、家庭和工地改造、康复生物力学、运动医学、人体

工学和职业生物力学、增强型沟通、健康信息学计算机程序设计、辅助技术资金和政策、医疗保健中的伦理问题、康复基础和康复咨询程序等。

依托于相关专业开设的辅助技术装置方面的专业教育则通常会体现所依托专业的特长。例如,美国加州大学圣克鲁兹分校生物工程学院多专业合作下的辅助技术专业课程涉及工程数学、生物化学、细胞与分子生物学、物理学、生物工程师的应用电子学、生物分子工程、电气工程、静力学、固体力学和生物力学、计算机工程、计算机系统和C语言编程、微生物学和环境毒理学、机器人自动化、智能反馈控制、电子电路、传感和传感器技术等方面。雄厚的专业基础对原专业内容的延伸和高品质的辅助技术开发能力的形成都非常有利。

2. 国内康复辅具人才培养情况

(1) 国内辅助技术教育现状

我国辅助技术服务专业人员的培养以专业教育为支撑,发展不同层次的学历教育,并开展多种职业和技术培训。我国的辅助技术高等教育始于20世纪80年代,由清华大学首先开始兴办,经过20多年的发展,从中等职业教育到高等教育,辅助技术服务相关专业学历教育体系正在不断完善。

目前,我国辅助技术方面的高等教育已涉及大中专、学士、硕士和博士等多个层次培养,有30余所大学开办辅助技术相关专业,北京社会管理职业学院(民政部培训中心)开设了康复辅具应用与服务专业,于2012年开始招生,2015年更名为"康复辅助器具技术",归属健康管理与促进类(6208),专业代码为620809,目前有5所院校开设,相关专业还有康复治疗技术、康复工程技术、临床工程技术、假肢与矫形器技术、老年服务与管理(健康管理与老年关怀)、社区康复、医疗器械制造与维护、儿童康复等。

清华大学的精密仪器与机械学系设有康复工程与仿生技术研究生专业方向,培养与辅助技术有关的硕士与博士,并在我国辅助技术领域进行了肌电假手、储能式下肢假肢、智能型大腿假肢、神经康复辅助机器人等方面的开创性研究。西安交通大学的康复医学与理疗学研究生专业设有较为系统的辅助技术方面的课程,主要有软组织生物力学、功能障碍评价技术、肌肉与神经的电生理学诊断、康复心理学、辅助技术、康复工程基础、机电控制系统、残疾人保障法律制度比较研究、康复社会医学以及社会保障学概论等,已形成硕士、博士、博士后等多个层次的教育。重庆师范大学设有特殊教育信息与技术资源的本科与研究生教育,设有多门辅助技术方面的课程。华中师范大学设有特殊教育辅助技术研究生专业方向。西安交通大学、首都医科大学的生物医学工程专业设有康复工程方面的课程。上海交通大学的康复工程研究所在各类肌电控制假肢、新型"再造指"控制电子假肢、声控轮椅、步态分析系统、心脏助搏反搏技术、医学信息及肌电信息检测与数据处理、各类康复器械用具的开发研制等方面取得了显著成绩。但在该校的研究生专业目录上尚未找到与辅助技术直接相关的专业。另外,在国家图书馆网站查到重庆大学生物医学工程研究方向有辅助技术方面的博士论文。

"十二五"以来,中国残疾人辅助器具中心推动全国辅助技术服务网络的建设,已初步形成"国家中心领头、区域中心示范和辐射、省级中心工作统筹、市县级发挥服务主体作用"的辅助技术服务网络,从事辅助技术服务的机构达到3 000多个。伴随机构建设,为提升我国辅助技术服务人员的专业水平,2011年起,中国残疾人辅助器具中心与人社部联合开展辅助技术工程师岗位能力培训(包括肢体、视力、居家等方向),累计培训近万人次,人才队伍服务能力大有提升;通过邀请国际专家讲课和出国学习等形式,培养辅助技术学术带头人和高端人才,逐渐向国际较高水平接轨;此外,针对基层辅助技术服务人员(如残疾人专职委员、社区康复协调员)的培训也得到组织。

(2) 南京残疾人辅助器具辅助技术专业服务人才现状

南京市近些年各类辅助技术专业人员的情况:残疾人辅助技术人员的辅助技术服务是指能直接帮助残疾人在选择、获得或应用辅助技术装置方面提供的服务,包括①评价个体残疾人的需要和辅助技师的技能;②提出所需辅助技术装置的要求;③选择、设计、修理和制造辅助技术系统;④与其他理疗和作业治疗项目合作,开展服务;⑤培训残疾人以及陪伴残疾人使用辅助技术装置的人员。目前,我国残疾人辅助器具资格认证方面有假肢师、矫形器师、辅助器具康复工程师、康复咨询师、助听器验配师、验光师。

听力残疾辅具方面:听力残疾者需借助助听辅具来改善听力障碍,专业辅助人员应能根据听力障碍者的听力损失状况和心理需求制订听力放大方案,为其选择和调试合适的助听器具,并进行效果评估和后续听力康复服务。调查发现,从事助听器验配人员中,除了医院中的一些验配人员为专业验配师外,其他大多是从其他行业转行而来,因此具有助听器验配师资格的所占比例很小,大部分从业人员具有以下特点:①临时性,对原工作不满意而临时换工作;②低学历性,调查者中大多为大专以下学历;③不稳定性,从业人员在工作中可能再次择业,导致从业人员队伍的不稳定性。

肢体残疾辅具方面:肢体残疾方面,南京市除了一些医院及民政部和残联各有一个假肢矫形器厂,还有一些国内外知名的假肢生产厂家提供假肢与矫形器的适配和制作,及其他一些辅助器具,如轮椅、助行器、自助具等。根据国家相关法规,提供辅具的单位需配备相应数量的国家认证的假肢职业资格认证师或矫形器职业资格认证师,而我国目前获得假肢师和矫形器师资格认证的不足千人。有些厂家的假肢与矫形师存在"有名无实"的现象。调查中还发现,此行业存在文化程度低、专业技术教育与培训程度参差不齐的情况,只有少数人员是专业学校培养出来的,大部分技术人员是在实践中靠师傅带徒弟的形式培养出来的。

视力残疾辅具方面:视力残疾包括盲和低视力。视力残疾辅具包括光学性助视器和非光学性助视器。南京市现有 6.5 万名视力残疾人,仅有极少的视力残疾人使用辅助器具,其原因包括:怕被人歧视、携带不方便、价格高等,也包括没有适配的辅助器具,这就需要专业技术人员根据视力残疾状况进行评估,建议选择合适的辅助器具。目前,南京市视力残疾的专业技术人员主要集中在各大医院眼科、康复机构及眼镜销售机构。

总体来看,南京市残疾人辅助技术专业人员存在学历低、专业技术薄弱、专业队伍不稳定、持证比例低等特点。因此,要规范并促进残疾人辅助器具专业技术人员队伍的可持续发展,需从国家政策法规及专业资格认证方面着手。

通过对北美地区的辅助器具专业服务人员培养及认证模式进行梳理,可以深入了解其专业人才队伍学科背景、认证方向、考核方式、已认证人员后续管理等一系列环节。通过详细列出的考核范围及要点,不仅能了解 RESNA 认证考核的重点内容,也能从另一个侧面了解从事辅助器具服务工作需掌握的实践与操作技能,了解辅助器具评估适配服务的完整流程,对我国的辅助器具专业人才培养和评估适配服务具有较高的借鉴意义。

(3) 国内辅助器具辅助技术有关职业分类标准与职业认证发展现状

以康复辅助技术咨询师培训为例,康复辅助技术咨询师职业技能标准的研究制定,兼顾学历教育与继续教育,研究团队既有职业院校,也有辅具岗位工程师培训单位,同时邀请辅助技术领域专家和辅助技术服务一线资深专业人员参与其中。将职业能力分为综合能力和专项能力,并体现在职业活动或工作任务中,把职业标准中对职业能力的要求转化为任务技能清单,分析康复信息收集模板中有关辅助技术产品、服务问题清单折射出的对专业水平的要求,提出技能要求和知识要求,构建康复辅助技术咨询师职业技能标准。参照《国家职业技能标准编制技术规程》,康复辅助技术咨询师职业技能标准的结构由四个部分组成:职业概况、基本要求、工作要求和权重表。

康复辅助技术咨询师共设五个等级,从低到高依次为五级(初级工)、四级(中级工)、三级(高级工)、二级(技师)、一级(高级技师),技能要求和相关知识要求逐级提升,高级别覆盖低级别。

康复辅助技术咨询师要求受教育程度起点为高中毕业(或同等学力),本专业和相关专业设置参考中国就业培训技术指导中心与人社部职业技能鉴定中心 2021 年发布的《新职业信息与培训项目(专业)对应指引》,与康复辅助技术咨询师有强或较强对应关系的专业见表 4-6 所列。不同等级的申报条件既考虑专业学历教育,也考虑从业年限、相关职业认证。基本知识涵盖辅助技术概述、医学、工程学、社会工作学、辅具等方面的基础知识,也包括服务规范和相关法律法规知识等。

表 4-6　康复辅助技术咨询师强/较强对应关系专业一览表

	层　次	专业代码	专业名称
本科	高等普通教育本科	101005	康复治疗学
		040206T	运动康复
专科	高等职业教育专科	490215	康复工程技术
		520416	中医康复技术
		520601	康复治疗技术
		520602	康复辅助器具技术
		520603	言语听觉康复技术
		590303	社区康复
		490215-1	康复工程技术(运动训练与测评技术)
		490215-2	康复工程技术(康复机械人技术)
		490215-3	康复工程技术(无障碍设计与技术)
		520601-1	康复治疗技术(物理治疗)
		520601-2	康复治疗技术(作业治疗)
		520601-3	康复治疗技术(言语治疗)
		520603-1	言语听觉康复技术(言语康复)
		520603-2	言语听觉康复技术(听力康复)
		590303-1	社区康复(成人康复)
		590303-2	社区康复(儿童康复)
	技工院校高级工班	0528-3	康复保健

	层　次	专业代码	专业名称
中职	中等专业学校和职业高中	720408	中医康复技术
		720409	中医康复技术(推拿按摩)
		720601	中医康复技术(中医美容)
		720601-1	中医养生保健
		720601-2	中医养生保健(推拿按摩)
		720601-3	中医养生保健(中医美容)
		720601-4	康复技术
		720601-5	康复技术(物理治疗)
		720601-6	康复技术(运动治疗)
		720601-7	康复技术(作业治疗)
	技工院校中级工班	0528-4	康复技术(言语治疗)

　　辅助技术咨询师应能为功能障碍者提供辅助技术相关的服务咨询、服务转介、应用评估、方案制定、应用指导、效果评价、专业培训等。各技能等级的工作要求是整个职业技能标准最核心的内容,须以熟悉掌握为功能障碍者解决辅助技术实际问题的能力为基础,辅以对不同辅具的熟悉程度,承担不同技术难度的服务内容。

　　五级(初级工)为技术难度最小、最基础的技术等级,属于入门级,须具有能够承担服务咨询、服务转介、基本保养维护、跟踪随访等技术能力。四级(中级工)和三级(高级工)为开展评估、出具方案、研究服务对策的主力级别,除具有五级技术能力外,还须具有能够承担对功能障碍者活动参与、功能、环境和辅具产品的评估,出具报告,会商研究,制定方案,适合性评价及使用效果评价等技术能力,其中三级开展评估、研究和制定方案的技术能力要求高于四级。二级(技师)和一级(高级技师)作为高级别专业人员,除了具有其他低等级技术能力,还要具有能承担培训专业人才,解决复杂、高难度案例的技术能力。

　　随着健康服务业的蓬勃发展和人民群众对健康生活的需求增长,康复辅助技术咨询师应运而生。它的出现折射出人口结构变化、快速老龄化与大众健康发展对社会提出的服务新需求,以及功能障碍者和家人对美好生活的向往。康复辅助技术咨询师是在辅助技术岗位工程师培训的基础上发展而来的,将与康复技师、医师、健康管理师、假肢师、矫形器师、假肢装配工、矫形器装配工、助听器验配师、听力师、眼视光师、特殊教育教师等职业一起,形成辅助技术服务的跨学科专业队伍。职业技能标准反映康复辅助技术咨询师在我国的整体状况和水平,兼顾不同地域差距,与全国中等偏上水平相适应,现有从业人员经过一定努力后,所掌握的知识和技能能够争取达到目标等级要求。康复辅助技术咨询师国家职业技能标准应能全面、客观反映为功能障碍者提供辅助技术服务的知识和技能要求,对从业人员提升技能水平有实际指导和帮助,便于人员培训和技能等级认定。

　　康复辅助技术咨询师国家职业技能标准发布后,将围绕标准建立职业教育培训、技能鉴定体系,有助于解决目前康复辅助技术专业服务人员不足、从业人员流动性大、专业水平不足、专业技术提升难等诸多问题,是推进康复辅助技术服务规范化和标准化、加强工作人员专业性、提高服务质量、使该新职业健康发展的基础,是康复服务人力资源配置的有力构成。

4.2　基于 PEST 模型的我国辅助器具服务保障现状分析

PEST 模型是由美国学者 Johnson.G 与 Scholes.K 在 1999 年提出的,是一种针对组织或行业的宏观环境分析模型,一般包括 Political(政治)、Economic(经济)、Social(社会)和 Technological(科技)这些外部环境因素(见图 4-1)。运用 PEST 对我国当前辅助器具服务保障发展的宏观环境因素进行分析,为我国辅助器具服务保障的发展提供参考和建议。

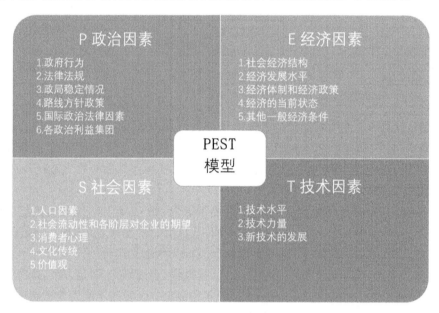

图 4-1　PEST 模型

4.2.1　政治方面的分析

1. 政策支持力度不断加大

近年来党中央、国务院制定的关于加快发展康复服务业、健康服务业等系列政策文件,都将发展康复辅助器具产业列为重要内容。如《国务院关于加快发展康复服务业的若干意见》提出支持企业开发安全有效的康复辅助器具;《中华人民共和国老年人权益保障法(2015 年修正)》中提出地方各级人民政府和有关部门等应建立适应老年人需要的康复等服务设施和网点;《"十三五"加快残疾人小康进程规划纲要》提出持证残疾人及残疾儿童适配率达到 80%的目标;《"十三五"国家老龄事业发展和康复体系建设规划》鼓励有条件的地方研究将基本治疗性康复辅助器具按规定逐步纳入基本医疗保险支付范围,支持康复机构按规定开办康复医院,加强康复医师、康复治疗师、康复辅助器具配置人才培养,广泛开展偏瘫肢体综合训练、认知知觉功能康复训练等老年康复护理服务;《残疾预防和残疾人康复条例》使残疾预防与康复事业迈入依法推进的新时期,并从康复辅助器具的特殊保障、基本型辅助器具的配置补贴、辅助器具的研发等方面均予以支持和规定。

2. 基于模型的监督管理有待进一步加强

康复辅助器具的生产、装配等由民政部管理,产品质量的监督和管理受国家质量监督检验检疫总局的业务指导,并由国家康复辅具质量监督检验中心具体承担。国家康复辅具质量监督检验中心和国家康复器械质量监督检验中心分别属于国家康复辅具研究中心和中国残疾人辅助器具中心,这是我国仅有的两个康复辅助器具质量检测机构。大部分康复辅助器具通过上述两个机构的检测并获得产品合格证后就可以上市销售。康复辅助器具中部分预期用于医疗目的的产品按照医疗器械进行管理,如透析治疗辅助器具、吸引器、血液循环治疗辅助器具等。康复辅助器具市场准入门槛较低,适合市场的技术创新型产品可以较快实现产业化,但也可能存在产品安全性等问题。

4.2.2　经济方面的分析

1. 康复机构及康复辅助器具市场前景广阔

目前我国康复辅助器具制造企业整体呈现基础较差、数量少、规模小的特点。截至 2014 年,我国具有一定规模的康复辅助器具生产型企业仅有 200 家左右,主要分布在华东(江浙沪地区为主)、华北(北京、天津、河北为主)和华南(广东为主)等经济发达地区。我国是世界上康复辅助器具需求人数最多、市场潜力最大的国家,据行业调查,2015 年全国康复辅助器具产业规模约为 4 300 亿元,年均增速在 25%～30%,远高于同期国民经济平均增长水平。预计到 2020 年,我国康复辅助器具产业规模将突破 7 000 亿元,而我国目前康复辅助器具的服务率仅达到 7.3%。根据《国民经济和社会发展第十二个五年规划纲要》提出的"2015 年每千名老人拥有 30 张康复床位"的指标,按每张床位至少配置价值 0.5～1 万元的康复辅助器具的保守估计,未来 5 年康复机构及康复辅助器具的需求将达到 300～600 亿元。

2. 资金保障体制机制不断健全

一是商业康复保险的发展带动康复需求的增加,我国的康复保险体系包括三大支柱:国家基本康复保险、企业年金和商业康复保险。其中,国家基本康复保险所占比重较大,但由于制度赡养率高、实际缴费基数不实等问题,降低了制度的长期收入,现面临较大的资金缺口。企业年金自 2004 年开始实行,整体发展较为缓慢,保障水平较低,未能充分发挥对基本康复的补充作用。商业养老保险目前发展较为滞后,产品和服务供给不足,覆盖面小,2017 年国家适时发布《关于加快发展商业康复保险的若干意见》,进一步健全多层次康复保障体系建设,商业康复保险发展潜力巨大,康复保障水平的逐步提升将进一步带动护理、康复需求的增加。二是医保支付推动产业进一步发展,2015 年国务院发布《关于全面建立困难残疾人生活补贴和重度残疾人护理补贴制度的意见》,这是我国首次在国家层面建立残疾人专项福利补贴制度。参照发达国家和地区的发展趋势,医保支付能力是推动康复医疗市场快速扩容的核心要素,如美国 1985～1995 年康复病床数量翻了一番,康复费用复合增速达到 20%。2016 年人力资源和社会保障部等多部委联合发文,将医保报销的康复项目从 9 项增至 29 项,其中康复可适用的范围包括 25 项。目前工伤人员的康复辅助器具已纳入工伤保险范围,北京、上海、深圳、宁波等地已建立了贫困残疾人康复辅助器具补贴制度。

4.2.3 社会方面的分析

1. 老龄化趋势对康复辅助器具产生巨大需求

截至 2016 年年底,我国 60 岁以上老年人口已经达到 2.3 亿,占总人口的 16.7%(世卫组织规定达 10% 即进入老年型社会),其中 65 岁及以上人口 1.5 亿人,占总人口的 10.8%。据预测,到 2020 年,老年人口将迅速增加到 2.55 亿,占总人口比重提升到 17.8% 左右,高龄老年人(85 岁及以上)将增加到 2 900 万人左右,独居和空巢老年人将增加到 1.18 亿人左右,老年抚养比将提高到 28% 左右,2030—2050 年将迎来我国人口老龄化最为严峻的时期。目前,我国高龄、独居空巢老年人的不断增加,伴随慢性病发病率高、病程长、可控制、不可治愈等特点,都对未来康复机构及康复辅助器具的应用提出了巨大需求。

2. 康复机构对康复辅助器具定位偏离

康复辅助器具的应用涉及两部分内容,即服务的提供及器具的使用。由于我国康复机构对于老年人康复需求定位不清、辅助器具生产企业对康复需求把握不准、康复机构与康复辅助器具生产企业信息不对称等,导致养老机构普遍存在康复辅助器具闲置、与老年人实际需求匹配度不高等问题。目前康复机构中老年人使用辅助器具(如轮椅、拐杖等)多为自行装配,康复机构配备的辅助器具大多无法满足康复需求(如报废率高、信号不好、频繁充电、智能产品"不智能"等问题)和管理需要。

3. 护理人员匮乏,人才培养迫在眉睫

WHO 最新数据显示,中国每 1 000 人有 1.655 名护理人员,与日本(10.797)、美国(9.884)、英国(8.436)等发达国家差距较大,护理人员仍有较大缺口。随着我国康复机构数量的快速增长,护理人员的短缺已经成为制约康复机构发展的重要因素。护理人员普遍存在年龄偏大、专业培训不足等问题,有些机构甚至会由于人力资源的缺乏而造成床位空置现象。我国现行康复护理员的培训被列入家政服务业的范围,培训内容偏重生活照料,缺少医疗照护和康复内容。

4.2.4 技术方面的分析

1. 康复辅助器具助力机构康复"互联网十"

2017 年工信部等部委联合印发《智慧健康康复产业发展行动计划(2017—2020 年)》,旨在利用物联网、云计算、大数据、智能硬件等新一代信息技术产品,实现个人、家庭、社区、机构与健康康复资源的有效对接和优化配置。随着"2017 年智慧健康康复应用试点示范名单"和"智慧健康康复产品及服务推广目录分类"的提出,进一步布局健康管理类可穿戴设备、便携式健康监测设备、自助式健康检测设备、智能康复监护设备、家庭服务机器人在健康康复中的应用。由此,也进一步推动了智能类康复辅助器具在机构康复中的应用。

2. 科技支撑作用显著增强

科技部在"十一五"期间首次专门对康复辅助器具进行立项,目前通过科技支撑计划、863 计划、国家自然科学基金项目等,康复辅助器具领域已形成一批重大关键技术和共性技术研究成果。"十三五"医疗器械科技创新专项规划从以下几个方面布局康复辅助器械重点任务,一是前沿关键技术,包括先进治疗领域的虚拟现实和增强现实,康复护理领域中的人机交互、脑机接口、人-机-电融合与智能控制等;二是核心部件,重点开发健康感知产品、智能康复机器人、智能助行系统、多模态康复轮椅、外骨骼机器人系统等产品,重点突破人体运动意图识别、人机交互、外骨骼柔性控制、不同适应症康复运动模式优化等关键技术。

4.3　发达国家和地区残疾人辅助器具服务保障体系对我国的启示

4.3.1　发达国家和地区残疾人辅助器具政策制度对我国的启示

通过上述分析和研究,参考国外残疾人康复法律的立法特色,汲取国际上先进的立法经验,对我国残疾人康复立法工作提出如下建议。

1. 遵循残疾人康复立法的基本原则

要从发展残疾人事业、保障残疾人权益的高度做好残疾人康复立法工作。立法中要遵循和体现"人人享有康复服务、政府主导、机会均等、重视残疾预防、特别扶助和保护、法律援助、加强康复服务、大力推进社区康复"等原则,切实保障残疾人康复权利的实现。

2. 必须建立国家层面的残疾人康复工作委员会

残疾人康复工作是构建和谐社会的重要工作平台,是残疾人权利的真实体现,也是各级政府履行公共服务职责的重要载体。残疾人康复工作是一个宏大的系统工程,要解决残疾人的康复问题不能只靠一个政府机构和部门,而是需要多政府部门的联合协同工作才能予以保障。因此需要国家统筹,建立起由政府各相关部门组成的国家层面的残疾人康复工作委员会,调动社会各方面力量共同做好残疾人的康复工作。委员会的工作涉及康复服务中的各个领域,如残疾预防、康复服务、咨询服务、技术协作、人员培训、各种信息的搜集与传播、协调各部门合作等。除此之外,委员会还负责对国家康复工作的实施效果进行评估与分析,并提出建议和策略,为国家制定有关残疾人康复工作的政策提供依据。

3. 立法中明确规定政府和社会在残疾人康复中的职责

为残疾人提供康复服务是政府责任的一部分,康复立法要从医疗、教育、职业、社会等全方位的角度去考虑,强调政府、社会、残疾人组织的责任,要将康复服务定位于政府和社会工作层面,以最大程度地发挥政府主导、部门协同、社会参与的作用,在形成政府行为的前提下,明确政府、相关部门、各类机构、社会、残疾人亲友的职责,规定残疾人康复的各项保障措施,以保证残疾人康复工作的顺利实施。此外,在残疾人康复立法中还要明确执法和监督部门,加强残疾人康复维权工作,建立残疾人社会保险制度,将医疗康复和训练纳入医疗保险范围,使残疾人能承受长期康复的费用,不至于因残致贫。

4. 建立健全残疾人康复服务体系

立法要明确规定残疾人康复服务体系的建设,即组织管理、技术指导、康复服务、考评考核体系,尤其要更多地考虑农村如何建立残疾人康复服务体系。国家还应建立不同级别的专门的康复医疗机构,要建立设施完备、功能齐全并与医学院校和科研机构结合的高级康复机构;一般的省市应当设立专门的康复医院或康复中心、科室及研究所。立法应当规定专业康复机构设立的制度、机构各类人员及设备的准入标准,要明确规定各类专业康复人员的职责和义务,包括医生、护士、康复治疗师、鉴定工作者、社会工作者、心理工作者等人员都要具有一定的执业资格,严格执行岗位准入制度和培养考核制度,确保残疾人康复服务的质量。

5. 康复立法要考虑到康复的全过程

康复立法应该明确大康复的概念,残疾人的康复不只是医学康复的范畴,还应包括教育康复、职业康复和社会康复。立法需要考虑到康复的全过程,包括残疾的诊断、残疾后的治疗与康复、残疾的评定、康复标准的制定、残疾人康复后的安置和社会保障等。立法必须对这些方面都要有所规定,而且是刚性的立法规范,以保障康复工作的顺利实施。

6. 制定具体的残疾标准,建立伤残鉴定机构

国家要制定具体的各类残疾标准,建立权威的伤残鉴定机构,配备高质量的鉴定设备和高水平的鉴定人员。鉴定时不仅要有医学的各个系统和器官的功能鉴定,还要有日常生活能力的鉴定、劳动能力的鉴定等,没有标准就无法根本保障残疾人的康复权利。

7. 立法中明确规定残疾人专用设备和辅助器具的生产、销售、分配和维护

残疾人专用设备和辅助器具是残疾人补偿和改善功能,提高生存质量,增强社会生活参与能力最直接有效的手段之一。我国现有残疾人 8 300 万,其中的 60% 以上需要辅助器具,国家在立法时要严格规范残疾人专用设备和辅助器具的生产、销售、分配和维护,国家应对生产企业实行免税,降低残疾人设备和辅助器具的生产成本,使残疾人能够用得起辅助器具。另外,国家还应该制定促进残疾人专用设备和辅助器具开发和研究的鼓励政策,提升辅助器具质量,更好地保障残疾人基本权利的实现。

8. 立法既要从中国的实际出发,又要吸收和借鉴国际上先进的立法经验

法律是调整社会关系的行为规范,残疾人康复立法的目的是保障残疾人权益,促进残疾人事业发展,因此,立法既要立足于中国的实际,又要吸收和借鉴国际上先进的立法经验,加强立法的针对性、可行性、实用性和可操作性,内容要细化,责任要明确,条款要凸显法律的权威性和强制性的特征,确保法律实施中的执行力度和执行效果。

4.3.2　发达国家和地区残疾人辅助器具服务模式对我国的启示

与发达国家相比,我国的辅助器具服务模式还有待完善。北京、广州、深圳和上海等已开始根据残疾人需求及身体状况、代偿功能进行辅助器具评估适配服务。虽然广州市辅助器具服务工作在国内处于领先地位,但与发达国家、地区相比还存在以下差距:辅助器具服务相关法规政策尚未健全、对辅助器具服务缺乏全面认识、辅助器具服务信息及网络未完善、辅助器具服务机构服务能力尚不足。其中,健全的法规是辅助器具服务发展中极其重要的部分。

近年来相继出台的关于促进残疾人事业发展的相关法规、政策和文件对辅助器具服务体系建设有着极大的推动作用,但辅助器具服务领域的法规政策尚不健全、不配套,例如《残疾人保障法》中有加强残疾人辅助器具配置的内容却缺乏相关配套的条例,以致可操作性不强。缺乏残疾人康复和辅助器具评估适配等方面的国家规范和标准,缺乏对各类辅助器具服务机构的管理政策。

提升以需求为导向的适配服务是辅助器具服务的核心技术所在,是避免服务资源浪费、提升服务效果的基础。残疾人辅助器具服务要做到精准识别、精准施策、精准适配。要摸清残疾人的辅助器具服务需求,用好全国残疾人基本服务状况和需求专项调查的相关数据及这一工作平台,准确掌握需求,实行实名制,开展有针对性的服务;通过信息宣传、知识普及等手段,提升残疾人对辅助器具的认知,让服务由目前的被动提出、计划供给变成主动提出、按需供给,即残疾人主动去机构寻求服务,机构根据残疾人的需求来提供服务;要利用"互联网+""大数据"做好服务的管理,实现服务信息的动态更新和实时管理。

综上所述,纵观发达国家和地区,其辅助器具服务体系的完善和辅助器具工作的可持续发展,均得益于相关法规政策的制定和实施。明确的法律法规、相关的责任约束,使残疾人辅助器具服务得到强有力的保障。可见,辅助器具服务体系法规政策的构建,是残疾人服务体系建设的重要组成部分,是确保残疾人辅助器具服务水平不断提高、服务受益面不断扩大的重要举措,是实现残疾人"人人享有康复服务"的重要基础,有利于促进我市残疾人辅助器具服务机构的规范化、制度化,进一步推动我国辅助器具服务体系的建设。

4.3.3　发达国家和地区残疾人辅助器具服务支付体系对我国的启示

部分发达国家和地区康复辅助器具及失能人员长期护理的支付政策,从总体上看,我们可借鉴的做法有以下三种。

1. 社会保险模式

代表性的国家为日本。社会保险模式由国家和社会根据一定的法律和法规,为补偿长期护理服务费用支出而建立的一项社会保险制度。社会保险模式遵循的最大特点就是强制性参加,国家通过立法强制某些社会成员必须参加,并且缴费比例、保险待遇都在法律中明确规定。

日本的护理保险制度向全体超过40岁的国民征收护理保险费,加之国家以及地方自治体的税款投入(两种款项在现在的比率为1:1)而成立的。获得长期护理的老年人享有较大力度的康复辅助器具购买和租赁补贴,当然,这是建立在日本已经具有的一套严格的康复辅具适配制度之上的。

社会保险模式的实质是在社会保障基础上进行的福祉制度,其资金来源是公共财政。

2. 商业保险模式

美国为商业保险模式的代表国家。由于社会性长期照护和康复服务并不能满足本国老年人的长期护理需求,因此,在医疗照顾和医疗救助涵盖范围外的老年人会选择购买长期护理商业保险。在美国,商业性的长期护理保险是投保人自愿参加的,这也是商业保险的共同特征。美国长期护理保险还开通了团体保险,比如一个企业可为自己的全部员工投保。这是因为大量年轻人加入保险,反而可能减轻资金支付压力。不过,美国的商业保险实质上并没有成为长期护理的支柱。即使在美国这样商业保险发达的国家,单靠商业保险也远远不能解决老年人的长期护理问题。

实际上,美国通过多种资金渠道与商业保险一同为各类人群提供康复服务和相应的康复辅具资金支持,如公共项目、其他筹资、美国税法、私人医疗保险、公民权利、普及高等教育和电信等。

3. 福利模式

代表国家为澳大利亚。这一模式的基础是全民福利。政府是最主要的保障主体,承担着保障责任。长期照护的主要资金来源于政府的税收。此外,该种模式充分体现普惠制,不管纳税情况如何,也不管婚姻、家庭、民族、种族、职业、居住地址等个人状况,都可享受这一福利。

澳大利亚主要通过一系列具有针对性的项目来向残疾人提供相应的康复服务和辅助器具,这些主要项目包括:针对永久性残疾并伴有永久性失禁症状者提供的"失禁援助计划",针对老年人和残疾人及他们的照顾者提供的"家庭和社区护理项目",针对听力障碍的"联邦听力服务项目",以及支付假肢矫形器装配及康复的各类相关基金。

4. 医疗模式

大部分国家和地区对于通过医保支付的医疗康复项目有较为成熟的模式和经验,但在医保资金支付康复辅助器具的适配方面,种类有限或限制较多。

英国的国家医疗服务系统对轮椅、假肢和矫形器买单,大多数辅助器具则通过形式多样的组织机构申请,或通过零售购买模式获得。

康复辅助器具服务是我国社会福利的一种表现,康复辅助器具产业的发展水平以及康复辅助技术使用的广泛性是衡量一个国家经济发展水平、社会文明程度和人们幸福、社会和谐的重要标志。我国康复辅助器具支付体系尚不完善,支付方式较为单一,以个人自付为主,一定程度上制约了康复辅助器具产业的发展,阻碍了康复辅助器具的应用与推广和人民群众日益增长的康复需求。

4.3.4 发达国家和地区残疾人辅助器具人才培养对我国的启示

1. 需要大力发展辅助技术服务和应用方面的高等教育专业

辅助技术服务是残疾人与其所需的辅助技术装置之间的桥梁,残疾人通常需要专业人员提供有关装置的选择适配、帮助获取和使用培训服务,才能适当和有效地利用辅助技术装置,为此辅助技术服务应该是一个普遍开设的专业。根据中国残疾人康复协会的调查,已查到中国辅助技术服务与应用方面的专业教育有 4 个:北京社会职业管理学院假肢矫形康复系的康复辅助器具应用与服务专业;北京语言大学语言病理学专业的沟通辅具与电子工程研究方向;北京联合大学特殊教育学院的信息无障碍辅助技术;重庆师范大学特殊教育系的特殊教育辅助技术方向。在以上辅助技术专业教育项目中,北京社会职业管理学院的康复辅助器具应用与服务偏重面向公众的辅助技术服务专业,北京联合大学与重庆师范大学偏重特殊学生辅助技术需要的专业。北京语言大学的沟通辅具研究方向从属于言语语言治疗领域。面对我国 8 600 多万残疾人口、2 000 多所特殊教育学校的辅助技术需要,我国该领域专业教育与社会需求之间有着巨大的差距。美国 3 亿多人口,已查到 40 多个辅助技术服务专业教育项目,相比而言,我国在辅助技术服务与应用上的高等教育缺乏问题非常突出。

2. 可以独立和依托相关专业的方式开展辅助技术装置方面的专业教育

根据中国残疾人康复协会的调查,已查到中国在辅助技术装置方面的硕士研究方向有 6 个:北京航空航天大学的人体行为与康复工程硕士研究方向,深圳大学的医疗电子及康复工程技术研究方向,西安交通大学的生机电一体化与康复机器人、智能康复器械、人因工程学与康复评价,上海理工大学智能康复设备与技术硕士研究方向。中国假肢矫形器方面的专科或本科教育专业有 5 个:北京社会职业管理学院的假肢与矫形器设计与制造专科,上海理工大学假肢矫形工程本科,首都医科大学假肢矫形工程本科,徐州医学院假肢矫形工程本科,新乡医学院三全学院的假肢矫形工程本科。对比我国残疾群体的巨大需求,以及美国相应专业教育的开设数量,我国辅助技术装置方面专业教育的不足显而易见。

残疾人的辅助技术装置涉及残疾人的日常生活、教育、就业、出行等各个方面,涉及领域从低技术到高技术,从生理、心理、认知到机械、电子、计算机、信息技术、人工智能、生物工程、生物医学工程等,是一个专业内容极为宽泛的领域。

以我国目前的基础,独立和依托于相关专业的教育方式均可以考虑。在有条件的情况下,独立开设辅助技术工程专业有助于中国同行对辅助技术开发设计方面的共性问题、基础问题有较深入的了解,对辅助技术装置中迫切需要解决的问题有准确的认识。依托于已有专业的辅助技术专业设置方式亦有多方面的优点。借用原有专业的基础,不需要过多投入办学力量;依靠现有的各种专业的力量,有利于辅助技术设计广泛开展;借助现有的专业力量能将辅助技术设计做到比较深入的层次。这样既可以关注辅助技术开发设计中的一些共性问题,同时依托于特定相关专业的辅助技术专业教育则可能使特定领域的产品开发达到更为专业的程度。

3. 我国尚需强化辅助技术高等教育的专业内涵

我国高等教育对辅助技术的关注还处于起步阶段,专业基础还很薄弱。目前,北京社会职业管理学院的辅助器具应用与服务专业在辅助技术服务方面的专业中走在我国前列,课程包括解剖学、人体运动学、常见病康复、功能障碍评估、轮椅评估与适配、自助具选配与改制、助听器验配、低视力康复、沟通辅具适配、居家环境无障碍设计与改造,以及假肢矫形器评估适配等。这些课程开设得比较适合中国国情和社会需要,但相对于国外课程(与辅助技术可用性有关的人类特征、影响生活质量的疾病、辅助技术评量与成效评估、人的功能的生物学分析、辅助技术服务提交中的资讯、历史、法律、政策和辅助技术），还是有层次上的差距。当然，前者是专科，后者是硕士，但我国现在还没有能力开设这样的课程。

此外，在当当网上查到的残疾人辅助技术方面的中文专著仅有数种；而在亚马逊英文网站搜索，全面论述的和涉及各种分支和特定问题的，具体而深入的辅助技术专著在 100 种以上。我国的辅助技术教育起步晚，许多专业教师均是在摸索中前进。辅助技术方面的知识和技能涉及医学、技术、人文以及有关的应用领域，涉及的问题范围广大，不是一个可以速成的发展领域，在理论和实践上都还会有一个艰苦的发展过程。

4. 中国辅助技术高等教育尚需有利政策法规的支持

辅助技术高等教育与社会的辅助技术需要密切相关，只有社会对辅助技术有广泛的、迫切的需要，才会促进辅助技术高等教育的发展。美国辅助技术专业的繁荣与其政策法规对辅助技术的要求密切相关。残疾人辅助技术的利用，不仅仅是技术问题，还需要有相应的社会意识、政策以及福利环境，共同推动辅助技术的利用，促进辅助技术高等教育的发展。目前，中国残疾人的辅助技术利用，只有很少部分得到政府有关经费的支持。社会的辅助技术需要不能得到凸显，辅助技术高等教育也就似乎可有可无。如果不能改变这种状况，辅助技术高等教育也难以快速发展。

第5章　我国康复辅助器具服务保障体系建设总体目标

5.1　我国康复辅助器具服务保障体系建设目标概述

5.1.1　我国康复辅助器具服务保障体系建设总目标

目前,我国需要配置康复辅具的老年人和残疾人数量巨大,且需求十分迫切,但需求能够得到满足的尚不足 10%。康复辅具支付体系、服务管理体制、分级分类服务规范等方面的政策理论研究与法律法规引导尚处于起步、摸索阶段,缺乏有效的法律法规,针对残障群体的辅具配置还得不到有力的保障。因此,当前辅助器具服务保障体系建设工作的主要目标是:加强政府主导,政策理论研究先行先导,努力填补我国康复辅具领域的法律法规空白,建设起一套完善的政策法规体系,夯实服务体系建设根基的有力保障;立法的同时,构建辅助器具服务网络体系,建立和完善残疾人基本辅助器具支付保障体系,初步形成覆盖城乡的辅助器具服务网络,不断满足残疾人日益增长的基本辅助器具服务需求;另外,建设标准化人才培养与管理体系,提升辅助器具服务保障能力与器具研发能力等。

到 2025 年,残疾人脱贫攻坚成果巩固拓展,生活品质得到新改善,民生福祉达到新水平。多层次的残疾人社会保障制度基本建立,残疾人基本民生得到稳定保障,重度残疾人得到更好照护。多形式的残疾人就业支持体系基本形成,残疾人实现较为充分较高质量的就业。均等化的残疾人基本公共服务体系更加完备,残疾人思想道德素养、科学文化素质和身心健康水平明显提高。无障碍环境持续优化,残疾人在政治、经济、文化、社会、家庭生活等各方面平等权利得到更好实现。残疾人事业基础保障条件明显改善,质量效益不断提升。到 2035 年,残疾人事业与经济社会协调发展,与国家基本实现现代化目标相适应。残疾人物质生活更为宽裕,精神生活更为丰富,与社会平均水平的差距显著缩小。平等包容的社会氛围更加浓厚,残疾人充分享有平等参与、公平发展的权利,残疾人的全面发展和共同富裕取得更为明显的实质性进展。

5.1.2　我国康复辅助器具服务保障体系建设总要求

我国辅助器具服务工作起步较晚,加上我国幅员辽阔,自然条件、经济环境、社会发展差异大,各地发展不平衡。对于我国当前建设康复辅助器具服务保障体系总体要求有以下几点。

(1) 保障政策要完善

国家层面要积极探索适合我国国情的养老制度,全面推动社会福利与辅具配置相结合的福利制度,大力推进康复辅具政策法规体系的建设。从国家层面制定《国家康复辅具服务管理办法》,并逐步推动出台《国家康复辅具服务管理条例》,最终制定《国家康复辅具服务管理法》,

从法律层面来保护和规范康复辅具服务的对应权利,包括机构、工作人员等多方面的权益,加强人员的劳动保护等。

(2)服务模式要健全

康复辅具服务模式及网络是康复辅具工作的重要体现,也是我国民生工程的重要组成部分之一,对整个服务保障体系的实现至关重要,关系到社会和谐、稳定和文明进步。各级民政部门也要切实把建立健全全康复辅具服务网络体系作为整个服务体系建设的重要内容来抓,有计划、有步骤地在全国民政系统范围内形成五级康复辅具服务网络,最终建成全面覆盖我国城乡的康复辅具服务机构体系。

(3)支付体系要科学

要以辅助器具准备纳入医疗保险为契机,以现有的商业保险为引导,参照日本等发达国家相关辅具保险经验,结合我国实际国情,推动实施《康复辅具保险》《养老护理费保险》《养老辅助食品保险》等。

同时,探索建立辅具基本补助目录,将残疾人辅具补助以法规的形式列入政府财政或就业保障金预算,建立起辅助器具的制度化经费保障机制。

(4)人才培养要标准

通过辅具专业知识培训、境外培训、案例教学等形式,提升现有辅具适配服务人员的专业服务能力,加快推进辅具适配评估专业人员的认证制度,规范以辅具评估为中心的服务程序培训。大力发展辅助技术服务和应用方面的高等教育专业,培养各类人才,提升培养质量,提高辅具科研能力、配置能力、服务能力。

同时,完成分类梳理康复辅具服务目录与规范编制工作,编制《国家康复辅具基本服务目录》《国家养老护理康复辅具服务目录》《全国康复辅具服务机构服务规范》《国家功能障碍者无障碍家居环境改造服务规范》等,明确我国在养老助残层面的康复辅具配置和服务标准。还要组织相关辅具从业人员和厂家共同编写《国家康复辅具大全》,依据功能障碍,按生活自理、回归社会、职业重建等康复目标进行分类,成为我国第一部在康复辅具领域的百科全书。

5.2 我国康复辅助器具服务
保障体系建设目标的要求

5.2.1 我国康复辅助器具服务保障体系目标对政策法规的要求

我国残疾人社会保障制度建立时间较晚,但是自中华人民共和国成立以来,党和政府非常重视残疾人社会保障问题,并把这个问题纳入整个社会保障体系中来,并且取得了相当可观的成绩,但是由于经济发展水平和文化观念的限制,在发展过程中出现了各种各样的问题,整个国家残疾人社会保障制度的发展和完善进程严重滞后了。从总体上来讲,我国残疾人社会保障制度还不健全,保障水平比较低,无障碍设施和残疾人辅助器具缺乏,大量残疾人被迫困在家里,无法接受教育参加工作。我国残疾人配套政策法规,尤其是康复辅具配套政策法规与实际需求还有很大差距,需求现状对康复辅具配套政策法规要求如下。

1. 参保范围要求应保尽保

目前,我国已经建立了以最低社会保障、医疗保险和养老保险为主要内容的残疾人社会保障基本体系,越来越多的残疾人被列入保障范围。但就全国范围来看,我国残疾人社会保障参保率仍然很低,仍需继续提升。

2. 保障水平不再位于低层次阶段

根据全国第二次残疾人抽样调查数据表明,全国城镇残疾人家庭人均年收入大概为4 864 元,农村残疾人家庭人均年收入为 2 260 元,参照当年城镇和农村人均收入的数据,残疾人家庭人均收入还不到全国人均水平的一半。社会救助旨在解决基本生活问题,社会保险重点在于防范风险,而社会福利则是提高居民生活质量的一种措施,目前就我国社会保障的层次来讲,我国还处于最低层次的社会救助阶段,主要是以最低生活保障为主,还需提升保障水平层次。

3. 减少地域及城乡制度差距

我国实行城乡二元分治制度,相对应的制度也是按城乡二元分开来设置的,残疾人社会保障制度更是这样。农村残疾人社会保障水平远远低于城镇残疾人社会保障,社会保险参保率也远远低于城镇残疾人。同样,在保障资源方面,东部沿海与西部偏远地区也存在相当大的差距,急需消除保障资源等的差距。

5.2.2　我国康复辅助器具服务保障体系目标对服务模式的要求

探讨康复辅助器具服务模式,不断改进和提升康复辅助器具服务,进而提升政府公共服务能力与水平。康复辅助器具服务模式反映了政府所提供的康复辅助器具服务的范围、内容、方式等特征,反映了服务能力与水平。正确认识现有康复辅助器具服务模式、积极探索新型康复辅助器具服务模式,是不断提升我国康复辅助器具服务能力、水平、质量的必然要求,也是康复辅助器具服务发展的必然趋势。

我国现阶段推行的“评估适配”服务模式仅仅强调了残疾人身体的生理体态特征和康复辅助器具产品功能等技术方面的因素,而忽视了残疾人的心理和社会因素,与 ICF 理念还有较大差距。我国的康复辅助器具服务应向以“评、配、练、教、社”为特征的综合服务模式发展,提供“医、工、社”相结合的综合服务。同时,服务模式的推行、发展和优化最终需要通过人才队伍来实现。人才队伍的建设必须适应服务模式的变化,进而推动服务模式的不断创新发展。

5.2.3　我国康复辅助器具服务保障体系目标对支付体系的要求

努力完善辅助器具配置消费支付制度建设,为残疾人康复辅助器具配置提供保障。我国目前的国情现状对于支付制度的要求可归纳为以下三点。

① 尽可能完善残障人康复辅助器具纳入医保支付范畴制度。

② 完善残障人康复辅助器具纳入商业保险支付范畴制度。

③ 完善残障人康复辅助器具纳入消费信贷支付范畴制度。

5.2.4 我国康复辅助器具服务保障体系目标对人才培养的要求

经过多年的发展,我国康复辅具标准化人才队伍已初步建立。通过努力,他们也做出了很大成绩。但是,与我国康复辅具标准化活动的需求相比,与我国康复辅具业的发展需求相比,我国康复辅具标准化人才队伍建设还有较大差距,需求现状对人才培养要求如下。

1. 人才数量要求多

我国康复辅具标准化人才总量较少,其中专门人才更少,高层次人才更是凤毛麟角。康复辅具标准化专门人才或高层次人才主要集中在少数的行政机关、科研机构等,企业的康复辅具标准化专门人才更少,大多是兼职人员,这些人员也是以东部地区为主,西部地区相对较少。

2. 人才素质要求高

当前,我国还没有专门的康复辅具标准化专业教育,康复辅具标准化从业人员大都是从其他专业转行而来,有些经过较为系统的康复辅具或标准化培训、学习,大多没有经过系统学习,甚至也没有参加过专门培训,再加上平时不注意学习,致使我国康复辅具标准化人才队伍的专业知识不够,整体素质有待进一步提高。

3. 人才发展可持续性好

20世纪以前,我国康复辅具业(当时以假肢、矫形器为主)及标准化的发展,吸引了一些从事康复辅具标准化的人才。一直坚持从事该工作的大多数人(实际数量较少)都已成长为我国康复辅具标准化工作中的专家或中坚力量,但他们年龄已经偏大,甚至个别人员已经退休或临近退休。进入21世纪后,也有很多人才进入康复辅具标准化工作领域,但由于各方面的原因,能够一直从事该工作的相对较少,他们的年龄大多较小。由于康复辅具标准化工作是一项专业性非常强的工作,对人才素质的要求比较高,他们的成长也需要经历一个过程。这样就导致当前我国康复辅具标准化人才队伍中年龄偏大与偏小的两个极端,中年人才较少,造成了康复辅具标准化人才的断层现象。

4. 标准化人才管理体制科学

在当前我国整体人才政策和人才管理体制的大环境下,有些康复辅具标准化人才政策、措施、管理体制没能及时调整,已不能适应康复辅具标准化人才队伍的发展,如:健全科学的康复辅具标准化人才选拔任用机制有待建立与完善,公正科学的康复辅具标准化人才评价机制亦有待改进,距离建立和完善能上能下、充满生机与活力、促进优秀人才脱颖而出的用人机制的目标还有一定距离,人才单位所有、“单位人”的管理理念与工作理念依然存在,市场配置人才的功能尚未充分发挥。

5.3　我国康复政策保障体系建设目标

5.3.1　我国康复法规政策总体建设目标

残疾人是特殊困难的弱势群体,完全依靠残疾人自身,仅仅依靠市场手段,无法保障残疾人获得与我国经济水平相适应的辅助器具服务。实现残疾人获得基本辅助器具服务,必须建立相适应的政策保障体系。从国际残疾人事务发展的历史经验看,残疾人获得基本辅助器具服务,都是建立在相应的保障制度基础上,许多国家都建立了专门的法律制度。保障制度包含多个层次,有社会福利、社会保险、社会救助;有长效的,也有临时的。探索建立符合我国国情的残疾人辅助器具服务保障制度体系,并随着经济社会发展不断丰富和完善,使之能够不断满足残疾人日益增长的基本辅助器具服务需求,是我们当前和今后一个时期的重要基础性工作。

我国残疾人社会保障制度建立时间较晚,目前,我国残疾人康复法规政策制度还不健全,保障覆盖范围不全,保障水平比较低,还需进一步做好立法工作。立法中要遵循和体现"人人享有康复服务、政府主导、机会均等、重视残疾预防、特别扶助和保护、法律援助、加强康复服务、大力推进社区康复"等原则,切实保障残疾人康复权利的实现。立法既要立足于中国的实际,又要吸收和借鉴国际上先进的立法经验,加强立法的针对性、可行性、实用性和可操作性,内容要细化,责任要明确,条款要凸显法律的权威性和强制性的特征,确保法律实施中的执行力度和执行效果。

5.3.2　我国康复法规政策建设目标概述

纵观发达国家和地区,其辅助器具服务体系的完善和辅助器具工作的可持续性发展均得益于相关法规政策的制定和实施。国务院办公厅 19 号文件提出,要建立完善残疾人社会保障体系和服务体系建设的体制机制,制定《残疾预防和残疾人康复条例》,条例将明确残疾人享有辅助器具服务的权利以及辅助器具服务机构的职责和义务。同时,辅助器具适配服务等方面的国家及行业标准、各地区辅助器具服务机构的管理规定和扶持政策正在进一步完善中,这都将促进我国残疾人辅助器具服务和服务机构的规范化、制度化建设,推动我国辅助器具服务体系的构建。完善政策法规,应能达到以下目标。

1. 扩大参保范围,提高社会保险参保率

我国残疾人社会保障制度建设落后的一个重要表现就是社会保障覆盖率低,参保范围小。加强参保资助力度,对残疾人的社会保险待遇实施优惠政策是非常必要的。

由于残疾人自身生理上的缺陷,导致其在参加劳动和就业方面有很大的障碍,这也成为残疾人贫困程度高于正常人的原因之一。又因为残疾人的贫困程度高,他们承担不起社会保险的缴费水平而拒绝参加社会保险,特别是在贫困的农村,残疾人没有参加农村新合作医疗和农村养老保险的现象非常普遍。对此,政府应该加强对残疾人参保资助的力度,对残疾人实行参保补贴或者针对情况实行全面和部分减免的做法,对于家庭特别贫困或者针对偏远落后的农村地区,实施政府补贴以减轻参保残疾人的经济压力,力求扩大残疾人参保的范围。

一般性社会保障制度的对象主要是正常群体,所以其针对社会保险的具体规定也是面向正常人群体所做的,并没有考虑到残疾人的特殊需求,残疾人为满足其特殊需求需要支付更多的费用,这无疑加重了残疾人的经济负担。因此,在一般性保障项目中对残疾人实施优惠政策变得很有必要。具体来讲,因为我国残疾人社会保险参保项目最集中、参保率最高的是医疗保险,那么可以从以下方面实施优惠政策:(一)扩大医疗保险基本药品目录范围、扩大医疗服务设施范围;(二)扩大新型农村合作医疗报销范围;(三)将部分慢性疾病纳入报销范围。

2. 逐步提高残疾人社会保障水平

构建和完善医疗康复保障制度:作为残疾人特殊社会保障制度的核心内容,医疗保障制度在整个制度中占有非常重要的地位,很多发达国家采取将医疗保障和康复保障合二为一的做法,最大限度地保障残疾人康复的权益,部分发达国家还实行全免费医疗,减轻了残疾人的经济负担。在我国,医疗保障和康复保障是分开的,唯一能体现二者相结合的是工伤保险。在工伤保险中,伤残者不但能享受到医疗保险,而且一些康复训练费用和康复器具费用支出也纳入工伤保险的范围中。对于那些没有参加工伤保险的残疾人人群来讲,一旦发生事故就只能享受到医疗保险而不能享受康复保障,享受康复保障还需要支付额外的康复费用,大部分残疾人及其家庭因为负担不起而没有参加康复保障,失去了康复的最好机会。因此,国家和政府在构建和完善残疾人特殊社会保障制度时应该朝着整合医疗保障和康复保障的方向发展,逐步将康复保障纳入医疗保障的范畴中,最大限度地保障残疾人的医疗康复的权利。

构建残疾人生活补贴制度:发达国家比如德国、英国、美国和日本都把福利津贴制度作为残疾人社会保障制度的一项基本制度,其中残疾人生活补贴制度又是福利津贴制度的重点。虽然我国在全国范围内实施最低生活保障制度,而且很多残疾人也参加了城镇和农村养老保险,但是仍有一部分没有工作或没有稳定经济收入来源的残疾人和重度残疾人及其家庭缺少基本的生活保障。因此,在最低生活保障制度之外构建残疾人生活补贴制度变得非常有必要。

在构建残疾人生活补贴制度时要以人为单位,从残疾人的独立性出发,以残疾人的伤残等级为划分依据制定不同的补贴标准,同时还要参照其家庭的经济情况,对于贫困残疾人家庭要给予更多的补贴。在最低生活保障制度之外构建残疾人生活补贴制度不但切实地保障了残疾人的基本生活,同时也是我国完善残疾人社会保障制度的一项重要措施,更加有利于我国整个社会保障制度体系的完整,促进残疾人事业的健康稳定发展。

完善残疾人服务保障体系:残疾人的社会保障仅仅有了完善的制度保障是不够的,还需要建立一套完整的服务体系和组织来保障各项制度能够有效实施。健全的服务体系是制度可以得到顺利实施的必要前提。为加强残疾人进一步融入社会,各国都向残疾人提供无障碍设施和服务,为残疾人走向社会、参与社会生活提供了必要的前提条件。一方面,我国无障碍设施建设起步晚,虽然现在处于快速发展和完善的时期,但从总体看,很多地方现有的无障碍设施是很落后的,远远不能满足残疾人的需求,甚至有些地方还没有无障碍设施。因此我国应该加大无障碍设施建设力度,以向残疾人提供无障碍设施服务创造条件。另一方面,目前我国缺少专门的残疾人服务保障部门,以致很多残疾人享受不到应有的康复训练、培训、教育等服务。另外,由于缺乏专门的监督机构,在具体的残疾人社会保障工作中,很多残疾人并没有得到公正的对待,很多应有的权利并没有享受到,使国家和政府出台的法律法规成了一纸空文。

3. 逐步实现残疾人社会保障均等化

缩小城乡、地区差距:城乡二元分治体制的弊端之一就是限制了城乡发展的均衡性和一致性,城乡、地区上的差距不仅仅体现在经济、社会、文化方面的建设的差异性,更严重滞后了制度建设上的均等化。

针对残疾人社会保障城乡、地区差距大的现象,首先,政府作为责任主体,应该承担起绝对的责任,为残疾人社会保障提供强力支撑。政府应该逐步打破城乡二元的束缚,并逐步取消城乡二元制,在政策制定上摒弃城乡差距的理念,在目前农村落后于城市、经济不发达地区落后于经济发达地区的前提下,需要在政策上更偏重农村和经济不发达地区。其次,制度的公平和完善需要法制上强有力的保障。要强化相关部门的立法责任,加快修改《残疾人社会保障法》的进程,要在法制中体现消除城乡、地区差异的现象,确立残疾人社会保障制度的基本法律框架,并进一步完善残疾人社会保障制度运作机制。最后,还需要加大农村和经济不发达地区的经济和社会发展的进程,实现经济上均等、社会上无差异,从根本上解决残疾人社会保障制度城乡、地区差异大的现象,实现均等化。

进一步整合社会保障资源:残疾人社会保障资源的分散主要表现为制度、部门和项目上的分散,因此整合残疾人社会保障资源也要从这三个反面入手。

第一,加强制度间的统一。在现有的政策框架下,应对现有的制度进行整合。在涉及残疾人康复、就业、教育等各方面的政策设施中,要统一规划、总体设计,比如要在工伤保险中把职业损害与残疾人社会保障进行有机结合,重视交通工具的强制保险对于残疾人康复的重要性等。

第二,协调部门之间的合作。各部门在工作过程中不能仅从本部门的利益出发,在确定保障对象、保障项目和保障水平时,应该综合考虑涉及的其他部门的工作难度、效率等问题。加强各个部门之间的沟通与合作,才能在制定政策或者确立制度前掌握真实客观的数据,为制度建设提供基本条件,各部门之间的协调合作更能促进残疾人社会保障各项工作的顺利进行,促进我国残疾人事业的健康有序发展。

第三,整合各项目之间的统一性。随着政府和社会对残疾人事业的关注越来越多,各种各样针对残疾人的慈善项目名目繁多,这些项目的开展极大地促进了残疾人事业的发展,但是,各项目间缺乏统一性和连贯性,并不能从根本上解决残疾人的问题,应该建立专门的部门为各项目的持续性和有效性进行统一规划,建立正常的机制来提倡和维持慈善项目对于残疾人事业的促进作用。

5.4　我国康复辅助器具服务模式建设目标

5.4.1　我国康复辅助器具服务模式总体建设目标

完善的服务模式是残疾人获得辅助器具服务的保证,残疾人获得基本辅助器具服务,在操作过程中要解决几个方面的问题:残疾人如何了解自己需要什么样的辅助器具,什么样的辅助器具能够帮助残疾人解决存在的困难,残疾人到哪里获得自己需要的辅助器具服务,辅助器具的适配怎样才能符合残疾人的个性化需求。这些问题都需要通过专业服务机构提供专业化服务来解决。只有建立覆盖城乡的专业机构服务网络,建立不同专业方向、不同专业水平的服务机构,组建承担辅助器具行业管理和业务指导职能的具体工作部门,树立满足需要的工作模式,才能保证辅助器具适配得到落实。

5.4.2 我国康复辅助器具服务模式建设目标概述

我国深圳、上海、北京等地率先开展的"评估适配"服务模式虽然将我国康复辅助器具服务水平向上推升了一个层次,但是距离国际先进服务理念还有较大距离。我国现阶段推行的"评估适配"服务模式仅仅强调了残疾人身体的生理体态特征和康复辅助器具产品功能等技术面因素,而忽视了残疾人的心理和社会因素,与ICF理念还有较大差距,我国的康复辅助器具服务模式应继续向综合服务模式发展。

综合服务模式是指在康复辅助器具服务中提供包含"评、配、练、教、社"五个方面内容的全方位服务。"评",即评估,指的是对用户的功能障碍、环境障碍和康复辅助器具需求进行评估,对用户使用康复辅助器具所获得的无障碍效果进行评估。"配",即装配、适配,指的是通过"量身定做"或其他技术手段为用户装配、适配、选配、获得康复辅助器具。"练",即训练,指的是训练用户正确使用康复辅助器具;"教",即用户教育,指的是教育用户正确认识、接纳和使用康复辅助器具。"社",即社工,指的是在康复辅助器具服务中对用户提供资源整合、心理疏导等社工支持服务,激发用户发挥康复辅助器具的潜能。在综合服务模式下,康复辅助器具服务不仅包括直接帮助功能障碍者选择、获取和使用康复辅助器具的服务,还包括为配置康复辅助器具所提供的训练、用户教育和社工支持服务。

ICF把残疾与健康统一成为人类功能的多维度综合性整体,涉及生物、心理、社会和环境等方面。ICF构建了有关功能的本体,范畴涉及身体功能和结构、活动和参与、环境因素、个人因素四个维度。为残疾人提供康复辅助器具服务以功能为导向,不仅面临产品是否适用的问题,还面临残疾人心理疏导、康复辅助器具服务的社会资源整合、残疾人使用康复辅助器具的潜能发挥等心理和社会问题。

面对这些问题,应建立以"评、配、练、教、社"为特征的综合服务模式,提供"医、工、社"相结合的综合服务。综合服务模式体现了"生物-心理-社会"医学模式和ICF的现代残疾观,符合当前国际上较为先进的康复辅助器具服务理念。只有通过"评、配、练、教、社"的综合服务,残疾人才能有效地得到、使用康复辅助器具,并借助康复辅助器具最大程度地发挥潜能,实现活动和社会参与,共享社会发展成果。唯有如此,康复辅助器具服务才能实现其价值。我国现阶段的"评估适配"服务模式需要向更加以人为本的综合服务模式发展。

同时,目前我国已建立了主体多元的辅助器具服务网络,但是,受制于现有的管理体制,分属于不同部门的服务网络未能得到有效整合,"覆盖城乡、方便可及的配置服务网络"这一目标远未达到。从部分国家和地区的发展经验来看,多数国家和地区建立了主体多元的辅助器具服务网络,并形成了以辅助器具服务机构为中心的、资源整合的辅助器具服务网络。我国应加强服务网络的整合,建立公益性的、中心化的辅助器具服务网络。

5.5　我国康复辅助器具支付体系建设目标

5.5.1　我国康复辅助器具支付体系总体建设目标

努力完善消费支付制度建设。可从完善残障人康复辅助器具纳入医保支付范畴制度、完善残障人康复辅助器具纳入商业保险支付范畴制度、完善残障人康复辅助器具纳入消费信贷支付范畴制度等三个方面努力完善消费支付制度建设。与此同时,还可以将符合条件的残障人纳入康复辅助器具适配补贴范围,有条件的地区可根据实际情况提标扩面。

5.5.2　我国康复辅助器具支付体系建设目标概述

1. 完善残障人康复辅助器具纳入医保支付范畴制度

在英国和北欧,在 20 世纪就开始将残障人康复辅助器具纳入国家医保支付范围,美德日等发达国家也将残障人康复辅助器具纳入了医保支付的范围,已形成了一套成熟的体系,按残疾军人、工伤残疾职工、责任事故导致的残障人、自责造成的残障人等享受残障人康复器具配置支付标准。我国台湾地区和香港地区也根据残障人的需要配发辅具,我国大陆残障人康复辅助器具产业刚起步,存在一定的差距,在江苏、新疆、安徽等地将部分残障人康复辅助器具纳入医保。借鉴国际相关经验,结合我国实际,可从建立制度、统一标准和加强管理等三个方面完善残障人康复辅助器具纳入医保支付范畴制度。

2. 建立制度

在联合国《残疾人权利公约》中明确指出,要保障残疾人利益。根据国外建立的残障人康复辅助器具纳入医保支付的体系,结合我国当前医保的国情,结合我国的实际,可根据当前医保种类不同,与当前医保制度有机衔接,分别建立《我国残障人康复辅助器具纳入城市医保支付办法》和《我国残障人康复辅助器具纳入农村新农合支付办法》,建立稳定的我国残障人康复辅助器具纳入医保支付的保障制度。

3. 统一标准

针对当前对残疾军人、工伤残疾职工、责任事故导致的残障人、自责造成的残障人等配置康复辅助器具的标准不统一,有的自责造成的残障人索赔费及装配费超过残疾军人几倍甚至几十倍,工伤残疾职工也由于公司的原因,给予的索赔费及装配费超过其他公司,配置康复辅助器具的标准存在较大的悬殊。如此一来,在残障人康复辅助器具消费支付中存在不合理问题。为此,要借鉴国际上形成的惯例,对残疾军人、工伤残疾职工、责任事故导致的残障人、自责造成的残障人等配置统一的标准。

4. 加强管理

针对我国经济发展的现状,尤其我国医保水平相对较低的问题,同时针对我国残障人康复辅助器具行业隶属关系复杂的问题,要实行分阶段纳入医保目录和牵头＋参与的多元化管理机制。在分阶段纳入医保目录方面,要按基本残障人康复辅助器具、部分残障人康复辅助器具及全部残障人康复辅助器具等三个阶段,逐步扩大残障人康复辅助器具配置品种,提高报销比例及标准;在牵头＋参与的多元化管理机制方面,要规避多头管理问题,实行民政厅牵头＋其他相关部门参与的多元化管理,确保残障人康复辅助器具产业健康发展,切实保证残障人康复辅助器具纳入医保支付范畴的政策支持落实。

5. 完善残障人康复辅助器具纳入商业保险支付范畴制度

有些国家为了提高残障人康复辅助器具配置标准,对于所有残障人还实行商业医保。以国外为鉴,除了可以完善残障人康复辅助器具的工伤保险支付制度,制定《工伤保险辅助器具配置管理办法》,还可以根据实际需要调整残障人康复辅助器具配置标准及保险标准,可由人力资源和社会保障部门、保监部门联合出台规定,从商业保险支付残障人康复辅助器具配置目录里面的辅助器具及商业保险支付残障人康复辅助器具的产品开发等两个方面进行政策支持。

其一,支持商业保险支付残障人康复辅助器具配置目录的修订。通过试点,对商业保险支付残障人康复辅助器具配置目录进行修订,丰富商业保险支付残障人康复辅助器具的品种。

其二,支持商业保险支付残障人康复辅助器具的保险产品的开发。从残障人康复辅助器具消费支付支持入手,制定有针对性的商业保险支付残障人康复辅助器具的保险产品,满足残障人康复辅助器具消费支持力度。

6. 完善残障人康复辅助器具纳入消费信贷支付范畴制度

对于消费信贷,是金融机构促进客户购买消费品或其他消费性产品的贷款,信用卡透支消费是一种典型形式,除此之外,还可以进行其他如汽车、住房等商品的消费贷款,基于此,将残障人康复辅助器具纳入消费信贷支付(非信用卡消费贷款),可实行分期付款销售,促进残障人康复辅助器具企业及产品的消费,刺激消费活力。

5.6 我国康复辅助器具人才体系培养目标

康复辅助器具标准化人才队伍建设对于促进我国康复辅助器具业发展,保障残疾人老年人等残障人士基本权益,实现全面建成小康社会、坚决打赢脱贫攻坚战的战略目标具有重要意义。当前,我国康复辅助器具标准化人才总量偏少,整体素质有待进一步提高,人才队伍出现断层现象,人才管理体制尚需改革。我们要积极发展壮大康复辅助器具标准化从业人员队伍,合理设置人才岗位,加强人才培养,建立完善人才评价体系,发挥高层次人才的示范作用,以促进我国康复辅助器具标准化人才队伍建设。

康复辅助器具标准化人才队伍建设,对推动促进我国康复辅助器具业发展,保障残障人士基本权益,实现全面建成小康社会、坚决打赢脱贫攻坚战的战略目标具有重要意义。我们要积极发展壮大康复辅助器具标准化从业人员队伍,合理设置人才岗位,加强人才培养,建立完善人才评价体系,加强人才激励机制,注重发挥高层次人才的引领示范作用,以促进康复辅助器具标准化人才队伍建设。

5.6.1　我国康复辅助器具人才体系培养总目标

按照综合服务模式推行康复辅助器具服务需要一支由评估、适配和社工人员组成的专业服务人才队伍。评估人员的主要职责是"评",同时承担部分"练"的职责。适配人员的主要职责是"配",同时承担部分"评"和"练"的服务。社工人员则提供"社"和"评"的服务。所有专业人员都提供"教"的服务,从各自的专业视角进行用户教育。让用户理解只有适合的、适时的康复辅助器具才是好的康复辅助器具;让用户选好、用好康复辅助器具,发挥潜能。

1. 加快建立一支急需紧缺的评估人员队伍

评估是康复辅助器具服务的核心,需要专业评估人员来完成。针对我国当前专业评估人员数量少、专业化程度不高的状况,应着力吸引部分康复治疗人员走上康复辅助器具评估的专业岗位;引导部分医疗和康复机构的医疗和康疗人员持续、稳定、深入地开展康复辅助器具评估服务;进一步扩大现有假肢师、矫形器师等专业人员队伍规模,加大对现有假肢师、矫形器师等专业人员的培养力度,提高其专业评估的能力水平;加强康复辅助器具服务领域专门人才的开发力度,进一步开发听力师、视障评估师、轮椅评估人员、康复辅助器具咨询人员等新职业,建立一支广泛的、高水平的、能承担康复辅助器具评估任务的专业人才队伍,适应康复辅助器具服务发展需求,为行业的持续、快速、健康发展提供足够的人才支撑。

2. 加快建设一支专业社工人员队伍

国际经验和深圳等地的服务实践告诉我们,专业社工是康复辅助器具服务中不可缺少的力量。应积极引导社工介入康复辅助器具服务,用专业社工的力量更大程度地调动更多社会资源为康复辅助器具服务;更有效地激发用户使用康复辅助器具的潜力,放大康复辅助器具的效果;解决康复辅助器具服务中用技术解决不了的心理和社会难题。

3. 提升高技能人才队伍建设水平

适配人员队伍中的技能人员队伍存在文化程度、专业教育参差不齐的情况。少数人员通过专业院校培养出来;大多数人员没有经过系统的专业训练,他们主要通过短期专业技术培训或依靠传统的"师傅带徒弟"模式培养出来。为适应康复辅助器具产业结构优化升级和服务转型升级的要求,应以提升职业素质和职业技能为核心,以技师和高级技师为重点,建设一支技艺精湛的假肢装配工、矫形器装配工、助听器验配师及其他门类康复辅助器具适配的高技能人才队伍。

5.6.2　我国康复辅助器具人才培养基地建设目标

康复辅助器具服务的专业特性已经得到全世界公认。如果没有专业教育为支撑,其专业性和发展的持续性将受到制约。应明确以专业教育为主的指导思想,采取有效措施发展专业教育,加大对从业人员的专业教育背景要求;建立师资培训基地和校企合作机制,提高人才培养水平,满足综合服务模式对专业人员的需求。

5.6.3 我国康复辅助器具人才管理建设目标

完善服务体系：人才队伍不能凭空而生，需要落脚于具体的职业活动之中，落脚到具体的岗位上。康复辅助器具服务人才队伍的建设，必须在康复辅助器具服务体系的架构中推进。人才队伍必须满足康复辅助器具服务的需求。康复辅助器具服务体系应为评估和社工专业人员提供工作岗位。只有建立和完善康复辅助器具服务体系，提供切合实际的、满足综合服务模式需求的工作岗位，才能深入推进人才队伍建设。

完善人才管理：从业人员管理的不足削弱了政府和行业的管理和监督，不利于康复辅助器具服务人才队伍的建设和人员自身的发展。应建立不同层次从业人员知识和技能的从业要求。同时，根据康复辅助器具服务发展的需要开发新职业，建设新队伍。完善人才管理制度，对于建立康复辅助器具服务人员能力评价机制、建设一支高素质的康复辅助器具服务人员队伍、提升履行康复辅助器具服务职责能力具有十分重要的意义。

第6章 我国康复辅助器具
服务保障机制构建

6.1 我国康复辅助器具服务保障机制构建总思路

6.1.1 我国康复辅助器具服务保障机制构建指导思想

高举中国特色社会主义伟大旗帜,深入贯彻党的十九大和十九届二中、三中、四中、五中全会精神,坚持以习近平新时代中国特色社会主义思想为指导,贯彻落实习近平总书记关于残疾人事业的重要指示批示精神和党中央、国务院决策部署,立足新发展阶段、贯彻新发展理念、构建新发展格局,坚持弱有所扶,以推动残疾人事业高质量发展为主题,以巩固拓展残疾人脱贫攻坚成果、促进残疾人全面发展和共同富裕为主线,保障残疾人平等权利,增进残疾人民生福祉,增强残疾人自我发展能力,推动残疾人事业向着现代化迈进,不断满足残疾人美好生活需要。

6.1.2 我国康复辅助器具服务保障机制构建总思路

我国残疾人有巨大的辅助器具服务需求,建立服务保障制度对满足残疾人的辅具服务需求具有重要意义。我国辅助器具服务工作已经逐渐形成了立足中国国情并借鉴国际先进经验、以满足残疾人基本需求为出发点的辅助器具服务模式,建立了具有较强服务能力的省、市、县三级辅助器具服务体系。当前存在辅助器具服务保障政策不完善、辅助器具残疾康复机构人员总量相对不足、从业人员结构不够合理、辅助器具研发能力有待提高等问题,需要采取措施进一步改进,包括建立残疾人康复政策保障机制、康复机构服务保障机制、我国康复辅具产业发展机制、康复辅具人才培养机制以进一步建立和完善残疾人基本辅具服务保障制度。

6.1.3 我国康复辅助器具服务保障机制构建总原则

坚持党的全面领导。健全党委领导、政府负责的残疾人工作领导体制,为残疾人保障和发展提供坚强的政治保障、组织保障。

坚持以人民为中心。坚持对残疾人格外关心、格外关注,解决好残疾人最关心、最直接、最现实的利益问题。激发残疾人的积极性、主动性、创造性,不断增强残疾人的获得感、幸福感、安全感。

坚持保基本、兜底线。着力完善残疾人社会福利制度和关爱服务体系,织密扎牢残疾人民生保障安全网,堵漏洞、补短板、强弱项,改善残疾人生活品质,促进残疾人共享经济社会发展成果。

坚持固根基、提质量。深化残疾人服务供给侧结构性改革,强化残疾人事业人才培养、科技应用、信息化、智能化等基础保障条件,推动残疾人事业高质量发展,满足残疾人多层次、多样化的发展需要。

坚持统筹协调、形成合力。发挥政府主导作用和社会力量、市场主体协同作用,发挥地方优势和基层首创精神,集成政策、整合资源、优化服务,促进残疾人事业与经济社会协调发展,推动城乡、区域残疾人事业均衡发展。

构建康复辅助器具服务保障机制要遵循和体现"人人享有康复服务、政府主导、机会均等、重视残疾预防、特别扶助和保护、法律援助、加强康复服务、大力推进社区康复"等原则,切实保障残疾人康复权利的实现。

6.2 我国康复辅助器具政策保障机制构建

6.2.1 政策发展现状分析

1. 补贴政策方面

中国残联在"十三五"期间颁布的辅助器具服务工作意见等条文规定,虽然扩大了政策覆盖面,但规定内容还需细化,包括各部门责任与工作具体措施等,导致政策落实形式化与主观化。随后颁布的社会保障体系建设指导意见与小康进程规划纲要等条文规定,夯实了辅助器具普惠型政策建设基础,并提出了适配率超过80%的目标。颁布的残疾人康复条例等条文规定,将辅助器具配置工作纳入社区康复体系中,为辅助器具政策落实起到了积极引导作用。在政策引导下,各城市地区纷纷出台了补贴政策,但政策内容也存在差异化,主要体现在以下几方面:一是补贴范围差异。残疾证与户籍是各地区补贴人群的主要限制条件。如北京市的补贴范围需持有残疾证与北京市户籍,且符合低收入家庭、低保、无稳定收入、在校残疾学生(满16周岁)、不满16周岁儿童少年。如深圳市、宁波市的补贴范围需持有残联核发的残疾证。二是补贴标准差异。江苏与深圳等地区采取均一补贴模式,属于社会福利政策。宁波与北京等地区采取差别补贴,属于社会福利+救助政策。三是资金来源差异。深圳市资金来源于市与区残疾人就业保障金、市福利彩票公益金。北京市以市与区两级财政的资金来源为主。福建省以省、市、县三级财政的资金来源为主。各地区的资金来源多以专项保障资金与财政支出为主。四是补贴目录差异。北京市以残疾儿童、成年残疾人类别为主分类补贴。江苏制定了当地辅助器具目录的条文规定,并实施统一目录。福建制定了当地辅助器具适配补贴目录的条文规定,并实施统一目录。

2. 特定群体政策方面

国家颁布了军人抚恤优待与康复辅助器具配置暂行办法等条文规定,明确规定了警察与军人残疾人所需辅助器具服务与享受待遇的相关内容,尤其是特殊伤残军人享有免费配置器具的待遇,如病理鞋与假肢、助听器等辅助器具。各地区也纷纷出台了伤残军人、警察或公务员等特殊群体的辅助器具配置政策,如重庆地区颁布的实施办法,适用于退役后落户重庆且由民政部门抚恤的伤残军人,经费来源于市级财政,配置目录涉及矫形器、假肢、信息交流器具等96项。如湖北地区颁布的实施办法,适用于有当地户籍且由省民政部门抚恤的伤残警察、军人、农民工与公务员,经费来源于所在单位与省民政厅,配置目录涉及假肢、移动器具、矫形器等。如湖南地区适用于有当地户籍且由省民政部门抚恤的伤残警察、军人、农民工与公务员,经费来源于所在单位与省民政厅、省级福利彩票公益金,配置目录涉及假肢、移动器具、矫形器等 96 项。各地区的经济条件不同,辅助器具待遇也存在较大差异,如民政部颁布的残疾军人康复辅助器配置暂行办法相关条文规定,配置目标包括 12 项移动类、40 项矫形器、30 项假肢、7 项生活自理类、4 项信息交流与 3 项其他,共计 96 项配置目录。而山东颁布的实施办法,配置目录共计 51 项,只涉及移动类与矫形器、假肢。湖北颁布的配置规定,配置目录共计 35 项,其中信息交流类缺失。

3. 政策建设滞后

政策建设滞后原因如下:一是缺乏对政策的认识。残疾人的医保与基本生活并不充分,政策制定者对辅助器具政策服务认识不充分,未尽快列入议事日程。二是对采集人辅助器具的需求不了解,统计以持证残疾人为主,对非持证残疾人的需求了解不明确。辅助器具配置存在差异化,包括价格与类型等,增加了费用估算与福利制定的难度。三是配置辅助器具是复杂且繁琐的过程,适配专业队伍建设明显滞后,人才缺乏导致适配方案制定与功能评估等工作无法正常展开。

4. 政策整合度差

主要体现在以下几方面:一是普遍与特殊残疾群体的政策衔接不足,两者差异体现在筹资方式、性质、保障水平、评定标准等方面。二是救助政策与补贴政策的关系不明确。两项政策的前提条件、目的不同,前者以满足贫困残疾人的器具需求为主,后者以提升残疾人福祉为主,前提条件分别以家计调查、贫困为主。大部分地区的实施办法,主要以救助政策为主,补贴政策建设严重滞后,为有效处理两者间的关系,如北京等地区将社会救助制度纳入福利制度内,虽然同属一个制度体系,但实施标准截然不同。如深圳市实施一种标准补贴政策,但未提及贫困残疾人群。江苏社会救助与补贴制度保障人群一致。三是政策内部关系不明确。如部分地区实施办法的补贴对象,以低收入、无业等残疾人对象为主,忽视了对虽然有业、有收入但无法摆脱贫困残疾人群的补贴服务。在费用支出方面缺乏完善的福利制度,未摆脱贫困的非低保户,虽然收入固定但难以支付器具配置,与福利理念并不契合。

6.2.2　我国康复法规政策总体保障机制构建

1. 须建立国家层面的残疾人康复工作委员会

残疾人康复工作是构建社会和谐的重要工作平台,是残疾人权利的真实体现,也是各级政府履行公共服务职责的重要载体。残疾人康复工作是一个宏大的系统工程,要解决残疾人的康复问题不能只靠一个政府机构和部门,而是需要多政府部门的联合协同工作才能予以保障。因此需要国家统筹,建立起由政府各相关部门组成的国家层面的残疾人康复工作委员会,调动社会各方面力量共同做好残疾人的康复工作。委员会的工作涉及康复服务中的各个领域,如残疾预防、康复服务、咨询服务、技术协作、人员培训、各种信息的搜集与传播、协调各部门合作等。除此之外,委员会还负责对国家康复工作的实施效果进行评估与分析,并提出建议和策略,为国家制定有关残疾人康复工作的政策提供依据。

2. 立法须全面考虑和多方协作发挥作用

立法中明确规定政府和社会在残疾人康复中的职责。为残疾人提供康复服务,是政府责任的一部分,康复立法要从医疗、教育、职业、社会等全方位的角度去考虑,强调政府、社会、残疾人组织的责任,要将康复服务定位于政府和社会工作层面,以最大程度地发挥政府主导、部门协同、社会参与的作用,在形成政府行为的前提下,明确政府、相关部门、各类机构、社会、残疾人亲友的职责,规定残疾人康复的各项保障措施,以保证残疾人康复工作的顺利实施。此外,在残疾人康复立法中还要明确执法和监督部门,加强残疾人康复维权工作,建立残疾人社会保险制度,将医疗康复和训练纳入医疗保险范围,使残疾人能承受长期康复的费用,不至于因残致贫。

3. 建立健全残疾人康复服务体系

立法要明确规定残疾人康复服务体系的建设,即组织管理、技术指导、康复服务、考评考核体系,尤其要更多地考虑农村如何建立残疾人康复服务体系。国家还应建立不同级别的专门的康复医疗机构,要建立设施完备、功能齐全并与医学院校和科研机构结合的高级康复机构;一般的省市应当设立专门的康复医院或康复中心、科室及研究所。立法应当规定专业康复机构设立的制度、机构各类人员及设备的准入标准,要明确规定各类专业康复人员的职责和义务,包括医生、护士、康复治疗师、鉴定工作者、社会工作者、心理工作者等人员都要具有一定的执业资格,严格执行岗位准入制度和培养考核制度,确保残疾人康复服务的质量。

4. 康复立法要考虑到康复的全过程康复

立法应该明确大康复的概念,残疾人的康复不只是医学康复的范畴,还应包括教育康复、职业康复和社会康复。立法需要考虑到康复的全过程,包括残疾的诊断、残疾后的治疗与康复、残疾的评定、康复标准的制定、残疾人康复后的安置和社会保障等。立法必须对这些方面都要有所规定,而且是刚性的立法规范,以保障康复工作的顺利实施。

5. 须制定具体的残疾标准,建立伤残鉴定机构

国家要制定具体的各类残疾标准,建立权威的伤残鉴定机构,配备高质量的鉴定设备和高水平的鉴定人员。鉴定时不仅要有医学的各个系统和器官的功能鉴定,还要有日常生活能力的鉴定、劳动能力的鉴定等,没有标准就无法根本保障残疾人的康复权利。

6. 立法中明确规定残疾人专用设备和辅助器具的生产、销售、分配和维护

残疾人专用设备和辅助器具是残疾人补偿和改善功能,提高生存质量,增强社会生活参与能力最直接有效的手段之一。我国现有残疾人 8 500 万,其中的 60% 以上需要辅助器具,国家在立法时要严格规范残疾人专用设备和辅助器具的生产、销售、分配和维护,国家应对生产企业实行免税,降低残疾人设备和辅助器具的生产成本,使残疾人能够用得起辅助器具。另外,国家还应该制定促进残疾人专用设备和辅助器具开发和研究的鼓励政策,提升辅助器具质量,更好地保障残疾人基本权利的实现。

7．立法既要从中国的实际出发，又要吸收和借鉴国际上先进的立法经验

法律是调整社会关系的行为规范，残疾人康复立法的目的是保障残疾人权益，促进残疾人事业发展，因此，立法既要立足于中国的实际，又要吸收和借鉴国际上先进的立法经验，加强立法的针对性、可行性、实用性和可操作性，内容要细化，责任要明确，条款要凸显法律的权威性和强制性的特征，确保法律实施中的执行力度和执行效果。

6.3　我国康复机构服务保障机制构建

6.3.1　我国康复机构服务总体保障机制构建

康复不仅能够帮助残疾人减轻残疾程度、补偿和改善身体功能、提高机体运动能力，也是保障残疾人获得生存权和发展权、融入社会生活并实现与全国人民同步小康目标的重要前提条件。为满足我国广大残疾人的康复服务需求，2002 年 8 月 24 日，国务院办公厅转发的卫生部、民政部、财政部、公安部、教育部、中国残联出台《关于进一步加强残疾人康复工作的意见》，提到实现残疾人"人人享有康复服务"的宏伟目标。在党的十九大报告中明确提出了"发展残疾人事业，加强残疾康复服务"。因此，保障范围应当是政府、社会和个人所能支付的，着眼于基本康复服务的内容。实现基本康复服务的公平可及，则意味着要对基本康复服务的设施、设备、人员、技术与服务内容和标准等提出一系列的要求和规范。所以，保障实现"人人享有康复服务"至少包括社会保障制度、服务设施与康复人才队伍、药物和残疾人辅助器具、技术与服务标准、评价指标体系等基本要素。

6.3.2　我国各级康复机构现状

残疾人专门康复机构是针对各类残疾人，为其进行临床诊断、功能测评、制定康复计划、实施康复治疗和必要的临床治疗，提供医疗、教育、职业、社会等全面康复服务，使残疾人身心功能、职业能力和社会生活能力等得到补偿及改善，促进残疾人融入社会的场所。同时，康复机构还承担康复医学培训、社区康复技术指导、康复信息咨询、康复研究与残疾预防等工作，是所在地区残疾人康复工作的示范窗口和技术资源中心。

我国残疾人康复机构分为三个层级：综合和专科的康复机构；综合和专科医院及疗养院中的康复医学科；社区卫生服务中心的康复治疗室。目前，我国分层级、分功能的康复服务体系尚未健全，综合和专科的康复机构、康复医学科和基层社区服务中心康复治疗室间的残疾人康复工作分级治疗、双向转诊制度还未建立，康复的早期介入受到诸多因素制约，多学科与多专业的合作化程度不够深入，残疾人在不同层级、不同功能的康复机构间流动尚不通畅。

1．综合和专科的康复机构(康复医院或康复中心)

综合和专科的康复机构是专业化的残疾人康复机构，设有临床和医技科室，适应各种功能障碍者的门诊或住院康复，进行恢复早期临床医疗和全面康复工作。这种机构的设施、设备完善，康复专业技术水平较高，有专业医学院校毕业的康复医师和护师及治疗师等医务人员，能提供较高质量的康复服务,并能结合康复医疗工作开展教学和科研活动及培养康复医学人才,因而是残疾人康复工作中的骨干力量。中国康复研究中心就是这类机构的典型代表。

这类综合和专科的康复机构在我国省、市、县三级服务网络的建设情况并不乐观,省级残疾人康复机构的建设尚不规范,市、县级残疾人康复机构的建设还未全面开展,尤其是县级残疾人康复机构建设工作滞后,其设置严重缺位。

2. 综合和专科医院及疗养院中的康复医学科

综合和专科医院及疗养院中的康复医学科是一个临床科室或只有康复门诊而无病房,直接接受门诊及临床相关各科转诊病员,进行恢复中、后期的全科康复医疗。目前,综合医院的康复医学科大多没有设置专门的康复病床,因为卫生部于1996年4月颁布的《综合医院康复医学科管理规范》第三章第八条对于康复床位设置的规定,内容为"综合医院康复医学科可不设置专门的康复病床"。所以,是否设置康复病床,各综合医院要依据自己的客观需要和条件而定。虽然卫生部2011年重新印发的《综合医院康复医学科基本标准(试行)》,要求二、三级综合医院设置康复病床,但是因执行时间太短,目前大多数综合医院康复医学科的康复床位设置还未达标。现阶段,设立康复医学科的疗养院为数较少,因为各个疗养院的条件不同,所以并不是所有的疗养院都有能力设置康复医学科。

3. 社区卫生服务中心的康复治疗室

社区卫生服务中心的康复治疗室属于门诊型,不设病房,只为社区门诊患者提供恢复后期康复服务,称为康复门诊或康复诊所。2006年卫生部和国家中医药管理局共同印发《城市社区卫生服务机构管理办法(试行)》,明确其属于非营利性医疗机构,这种机构不仅医疗费用低廉,而且便于残疾人就近就医与康复,因而受到普遍欢迎。

社区康复(community-based rehabilitation, CBR)于1978年为国际初级卫生保健大会倡导后,在全球迅速发展,作为一项策略,有效促进了发展中国家残疾人获得康复服务。2010年,世界卫生组织等国际组织联合编印的《社区康复指南》强调:社区康复是为残疾人康复、机会均等、减少贫困及增加社会融合的社区发展的策略,其使命是按照综合的、发展的、包容的模式促进残疾人康复、教育、民生、社会和增能等方面的发展。《国际功能、残疾和健康分类》(International Classification of Functioning, Disability and Health, ICF)和《残疾人权利公约》提出"社区融合发展"(community-based inclusive development, CBID)的理念,引起人们思考如何将社区康复纳入社区融合发展规划中。

20世纪80年代,残疾人社区康复的理念引入我国。自1986年至今,我国残疾人社区康复已走过30余年历程。30多年来,我国社区康复不断顺应医疗卫生、社会保障的改革和残疾人事业的发展,取得显著成效;并不断探索社区康复与社区建设、公共服务、医疗卫生体制改革等相关领域互相融合、协调发展的格局和方法,形成具有我国特色的残疾人社区康复发展模式,为各类残疾人提供了丰富的康复服务内容。

习近平总书记在2016年8月召开的全国卫生与健康大会的讲话中强调:"重视重点人群健康,努力实现残疾人'人人享有康复服务'的目标。"这极大激发了全社会对社区康复的支持,推动社区康复的发展,使更多残疾人受益。中国残联等五部门印发《残疾人康复服务"十三五"实施方案》,提出实施残疾人精准康复服务,加强残疾人健康管理和社区康复。以"精确化识别、个性化服务和精细化管理"为特征的精准康复服务的实施,将进一步促进残疾人社区康复工作的规范化发展,提高社区康复服务的专业化水平。

2017 年 1 月 11 日,国务院常务会议通过《残疾预防和残疾人康复条例》(以下简称《条例》)。《条例》的颁布标志着我国残疾预防和残疾人康复事业迈入依法推进的新的历史时期,为实现残疾人"人人享有康复服务"的目标提供强大法律支持。

据统计,目前中国有 2 亿多老年人、8 500 万残疾人,还有 1 230 万农村贫困残疾人。2020 年,重庆市 283 731 名持证残疾人及残疾儿童得到基本康复服务,其中 0—6 岁残疾儿童 4 897 人。得到康复服务的持证残疾人中,有视力残疾人 37 150 名、听力残疾人 16 380 名、言语残疾人 1 179 名、肢体残疾人 124 074 名、智力残疾人 21 847 名、精神残疾人 67 408 名、多重残疾人 12 713 名。全年共为 49 090 名残疾人提供各类辅助器具。截至 2020 年年底,重庆市共有残疾人康复机构 305 个,其中残联系统康复机构 43 个。康复机构在岗人员达 9 188 人,其中,管理人员 1 026 人,业务人员 6 435 人,其他人员 1 727 人,如图 6-1 和图 6-2 所示。

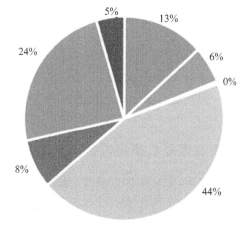

图 6-1 重庆市获得康复服务的持证残疾人种类分布情况

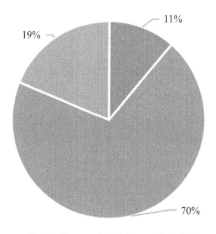

图 6-2 重庆市康复机构在岗人员类别分布

据数据显示,"十三五"期间,重庆市申报残疾人康复及托养服务设施项目共计 21 个,其中康复项目 13 个、托养项目 8 个,总建筑面积约 15.55 万平方米,建设总投资约 6.8 亿元,实现了区县服务设施基本覆盖,补齐了当地残疾人基本服务短板,逐步形成布局合理、特色鲜明、方便可及的残疾人服务体系。

6.3.3 残疾人康复机构管理现存问题分析

残疾人康复机构的可持续发展,离不开政策的支持和引导,机构服务内容的规范和服务能力的提升与相关部门有效的监督管理密不可分。然而就残联系统省级残疾人康复机构建设而言,在 29 个已建成的省级残疾人康复机构中有三分之一的机构未进行依法执业,没有医疗资质。这种现象的出现与缺乏行业监管和有效的规范指导密不可分,在一定程度上制约着残疾人康复机构的建设与发展。

1. 保障残疾人康复机构建设与发展相关的政策法规欠缺

中国残疾人事业五年发展纲要中缺少针对残疾人康复机构建设与管理工作的专门内容。残疾人康复机构建设工作是残疾人事业的重要组成内容,但是,历次中国残疾人事业五年发展纲要中均没有针对残疾人康复机构建设与发展及其相关管理工作的专门内容,其内容只是散见于《纲要》相关任务指标中,有笼统的任务要求而无措施,更无具体的配套实施办法,缺乏整体性、针对性和可操作性。

2. 没有制定全国残疾人康复机构建设发展整体规划

当前,我国康复医疗资源匮乏,康复机构数量少、地域水平分布不均衡、覆盖率低、服务设施落后、服务能力薄弱。据 2011 年全国残疾人状况及小康进程监测报告显示:我国残疾人的医疗与康复服务需求比例远大于实际接受服务的比例,全国残疾人康复服务覆盖率仅为 47.4%,现有康复机构服务半径远远不能覆盖全国 8 500 万残疾人。残疾人康复机构是一个城市公共服务的基本设施之一,加强残疾人康复机构的建设,也是当前残疾人社会保障体系和服务体系建设的重要内容。可是,我国还没有制定残疾人康复机构建设发展整体规划。一些地方的残疾人康复机构建设之所以推进难度大、建设成本高,其中一个重要的原因就是在城市的发展总体规划布局中存在功能缺失或规划滞后的问题。

3. 工作体系尚不健全,统筹协调的工作机制还未建立

残疾人康复机构建设工作涉及卫生、民政、教育、人力资源和社会保障、残联和发展改革等多个部门。例如,卫生部门负责康复机构的执业资质审批工作,教育部门负责康复机构所需康复专业人才的供给工作,发展改革委员会负责康复机构建设立项审批工作;另外,一些部门都有自己的康复机构,由于各部门间的残疾人康复机构管理工作既存在条块分割的现象,又存在业务交叉的问题,致使残疾人康复机构建设工作出现多头管理、建设信息不对称、资格认证体系不完备、康复资源分配未能统筹安排的情况。

6.3.4　我国各级康复机构保障机制构建

1. 明确残疾人康复机构的性质定位

如果要建设残疾人康复机构，它的概念明晰后，还要确定它的机构性质。因为，一个机构的性质定位决定着这个机构的生存与发展。机构性质定位混乱，就会与其他机构发生性质错位，迷失发展方向。准确地说，残疾人康复机构的性质定位是为残疾人提供康复服务的专业机构。既然是残疾人康复服务的专业机构，"康复""康复医学""残疾人康复机构"的概念已经十分清晰，《中共中央、国务院关于促进残疾人事业发展的意见》又"将残疾人康复纳入国家基本医疗卫生制度和基层医疗卫生服务内容"，因此，残疾人康复机构的性质定位可以确认为：其设立必须经当地主管卫生行政部门审批，是持有医疗机构执业许可证的机构。

2. 健全残疾人康复机构层级分布网络

在澳大利亚，急性期患者一般均在综合性医院接受康复治疗，而恢复期患者则根据其病情可选择门诊治疗、家庭治疗、日间治疗或转入离家较近的康复中心接受治疗。为保障我国残疾人"人人享有康复服务"，就要借鉴国外康复机构建设先进经验，探索在我国健全以综合和专科的残疾人康复机构为核心，乡村、城市社区的基层残疾人康复机构为基础，综合和专科医院及疗养院中的康复医学科为补充的残疾人康复机构层级分布网络。应特别注重基层康复机构在残疾人康复服务中的重要作用。因为基层残疾人康复机构就近就便康复的特点，更便于残疾人享有康复服务。建议将健全残疾人康复机构层级分布网络工作重点放在加强县、乡镇卫生院和村卫生室为基础的农村三级康复服务网络建设和完善以社区卫生服务为基础的新型城市社区康复服务体系工作上，将康复资源投入重点向农村和城市社区倾斜。此外，还应拓宽社会资本举办残疾人康复机构的渠道，合理增加残疾人康复机构数量，满足残疾人的多层次、多样化康复服务的需求，实行多元化的残疾人康复机构创办模式。

3. 建立保障残疾人康复机构可持续发展的政策支持体系

① 纳入残疾人事业五年发展规划统筹部署。残疾人康复机构建设工作是残疾人康复事业的重要组成内容，应将残疾人康复机构建设工作作为独立的康复工作方案放在《残疾人事业发展纲要与配套实施方案》中，明确建设与发展残疾人康复机构的总体目标和措施及配套实施办法，使残疾人康复机构建设工作有载体得以落实。

② 制定残疾人康复机构建设发展规划。残疾人康复机构的职能是残疾人医疗、教育、就业等其他机构所不能替代的，建议制定残疾人康复机构的建设发展规划，对残疾人康复服务体系建设工作做出统一部署，完善各级各类残疾人康复机构的设置，使之布局合理、结构优化、层次分明、功能互补，应当明确残疾人康复机构的建设任务、运行机制及政策、资金保障。

4. 建立统筹协调的工作机制，健全规范化的管理工作体系

残疾人康复机构的康复服务工作涉及医疗、特殊教育以及职业技能训练等内容，应该与卫生部、教育部、人力资源和社会保障部等部委就残疾人康复机构建设工作建立统筹协调的工作机制，成立残疾人康复机构建设工作协调机构，落实工作职责，加强信息沟通与管理，规范残

人康复机构的建设与康复服务工作。针对现阶段一些残联系统的残疾人康复机构没有医疗机构执业许可证的现实问题,建议中国残联应该参照卫生部的相关文件,制定具有前瞻性、实用性和科学性的《残疾人康复机构建设标准》和《残疾人康复机构管理规范》,健全残疾人康复机构的规范化管理工作体系,明确残疾人康复机构的定位,规范机构设置审批管理,建立机构检查验收管理制度,加强督导检查,以确保残疾人康复机构建设的规范性和可持续性。

6.4　我国康复辅助器具产业发展机制构建

6.4.1　我国康复辅助器具产业发展总体机制构建

随着疾病的变化、人口老龄化和生活方式的改变,康复辅具改善生活质量的作用越来越大,80%以上的残疾人和50%以上的老年人能够借助各类辅具改善生活状况。广大群众对康复辅具产品的要求也越来越高,更多人开始追求技术含量高、舒适个性化的康复辅具产品。随着国务院《关于加快发展康复辅助器具产业的若干意见》等系列文件的出台,科技部"主动健康和老龄化科技应对"等国家重点研发计划的执行,我国康复辅具产业必将迎来强势发展的春天。在提升康复辅具的科技水平上还会迎来重要战略机遇,人工智能、纳米技术、生物材料、组织工程、基因工程以及对人体自身功能的进一步认识,都会给康复辅具科技注入新的活力。结合先进的机器人技术,实现从关键技术到产品研发的突破,研发出一批高科技含量的助老助残康复服务产品,实现成果转化与产业化,在社会福利机构、康复机构、社区、家庭多个层面推广应用,逐步扩大应用市场规模,全面提高我国康复辅具行业的国际竞争力。在标准、检测和临床应用方面实现跨越式发展,建设规范化的残障人康复评定模式和康复服务平台,形成集研发、生产和服务为一体的康复辅具产业链,依托信息化技术实现残疾人"人人享有康复服务"的总体目标。

全球新一轮科技革命使得产业变革日益加快,给提升健康产业核心竞争力带来新的机遇与挑战。康复辅具产业是健康产业创新发展的关键领域。发展康复辅具产业可以激发消费并推动经济转型升级,还有利于积极应对人口老龄化,满足失能人群康复需求,推进健康中国建设,增进人民福祉。

6.4.2　我国康复辅助器具产业发展现状

中国康复辅具产业已经形成覆盖视力、听力、智力、言语、精神残障群体、失能老年群体、骨伤心肺疼痛水肿等多个临床伤病群体,从解决急需的代偿功能到预防伤病伤残发生发展并为之提供综合康复辅具配置服务。当下主要问题是产业分散,如何将分散的产业和资源集中起来,集聚发展,提高产业效率,把规模效应的溢价利润转化为技术研发投资,锻造产业的核心竞争力。整体而言,辅助器具产业缺乏集群效应,面临诸多问题,主要表现在以下方面。

1. 产业链条不断拓宽变长,但缺失关联配套能力

拥有较为完整的产业链条和拥有一定规模的产业集群是衡量一个产业水平重要性的标志。目前,我国主要康复辅具产业从产业链上游至中游,只有部分康复辅具领域已经形成相对

完整的区域配套产业链,例如:佛山、长三角、天津等轮椅、助行器生产地。从现有逐步集聚的中低端产业中我们发现其普遍缺失关联性,集群内配套能力不强。以衡水地区矫形器护具行业来看,数十家企业产品结构雷同,几乎"扎堆"生产护腰、背心、膝关节支具等热门品种产品,将主流矫形护具利润拉至平价,以低价策略冲击现有市场,打乱了供应链。由于其本身的专业能力不足,虽然跨界生产矫形护具,但是仅仅生产普及性护具,细分专用护具完全不做,造成矫形护具行业出现大量"断线"产品,产业链条延伸不足,不能形成覆盖完整的矫形器产业链,反而因为其大量粗制滥造低端辅具,使得开展定制化和个性服务企业丧失利润空间,无法持续提供以功效和技术为特色的服务而逐步退市,制约了产业集群的长远发展。

2. 龙头企业发展缓慢,辐射带动能力不足

绝大部分康复辅具核心部件和关键技术都掌握在跨国企业手中。多年以来,市场开放并没有换来本土技术品牌的发展,反而拱手让出主要利润市场,以助听器行业为例,几乎无本土助听器品牌立足之地。上游利润微薄使得国内龙头企业发展缓慢,动力不足,而没有本土品牌和龙头企业的带动,推动中小企业的集群发展,构建完整产业链和话语权,培育和发展配套产业就失去了着力点。同时,在康复辅具产业技术快速迭代进步的今天,缺失了本土龙头企业,就连应对激烈的市场外部竞争都是问题,更不要说推进产业快速发展。

3. 企业技术自主创新能力不强

技术创新是企业最重要的核心竞争力。2016 年国务院印发《关于加快发展康复辅助器具产业的若干意见》指出,在产业发展政策制定过程中,鼓励支持企业自主创新,大力推进企业技术创新、产品创新、品牌创新,技术进步。康复辅具行业的现实窘境是整体效益差、薪酬吸引力不足。低效和低端的产业处境,使得企业技术装备水平落后、核心技术人才缺乏、研发驱动力不足。没有研发的投入、装配服务水平的提升,自然难以构建强影响力的品牌。

4. 宏观环境和生产要素制约产业集群发展

康复辅具工业园作为孵化器能够促进产业集聚发展。过去多年,全国各地康复辅具产业园蓬勃发展,如呼和浩特、秦皇岛、福建连江等地,希望从局部突破聚拢当地康复辅具服务企业,并引入高端智能康复辅具企业入驻。但同时也看到,产业园区综合配套能力不足,结构不尽合理,无法将研发、生产和销售服务环节聚拢,加之远离珠三角、长三角、环京地区,人才输送能力不足,后劲难料。康复辅具服务行业具备劳动密集型行业特征,对土地、劳动力、能源、原材料等生产要素变动较敏感。近些年来,围绕劳动力成本和房屋租赁等主要生产经营要素的成本大幅攀升,成本增长使得本就利润微薄的康复辅具产业升级动力不足。

6.4.3　我国康复辅助器具产业发展机制构建

需求是市场发展的原动力,辅助器具产业发展只有立足以市场为导向的前提,优化产业结构、改造并提升主导产业、培育新兴产业,才能进一步增强企业的自主创新能力,全面提升产业核心竞争力和可持续发展能力。

1. 优化主导产业空间布局

康复辅具产业市场,主导产业分散。辅具配置终端服务零落分散,依附于各类医院和行政机构体系存在,很多小型企业没有核心稳定的客户来源和商业价值模式。康复辅具供给市场方面,零落分散现象很常见,如假肢矫形器产品相对知名品牌生产公司多零落分散在全国各地;与假肢矫形器配套的产业如机加工、塑料、模具、纺织、化工行业也相对分散。

构建康复辅具产业群,需要培育有地方特点和竞争优势的企业,需要依据本地区康复辅具的发展现状,和当地的人才特点、产业特点等找到可以拓展的康复辅具主导产业。围绕主导康复辅具产业和龙头企业,着力提升符合当地辅助器具主导产业集群发展方式,聚拢已开始形成的空间分布资源,引导关联企业入驻,形成配套优势,从而不断扩大产业规模。

2. 培育龙头企业,激发产业集群发展活力

龙头企业是产业集聚和集群发展的领跑者,在产业链发展中具有极强的方向性、示范性和导向性作用,可以带动自身产业和关联企业发展。鉴于国内康复辅具企业普遍存在大而不强、小而不精,规模欠缺、短视无序的状况,需要集中在几个方面发力去培养龙头企业,进而激发带动产业集群发展。一是支持康复辅具企业结盟合作和促进企业兼并重组形成产业龙头,扩大规模和影响力。伤残伤病群体空间分布分散,对口服务又呈现多元化需求,小微型企业在服务伤残伤病群体时难以提供全面服务。促进企业组建一批产业联盟或产业联合体,促进企业间兼并重组,能够较快地促进经济和经营结构优化,丰富供应体系,完善产业链结构。只有企业龙头壮大后,才能更有效地抵抗经营风险,同时又能够组织资源,加大研发投入,提升技术门槛,形成产业壁垒,实现产业价值。二是围绕龙头企业引导产业配套。龙头企业做大做强后,为降低运营成本提升经营效率,在风险可控下必然将其中低附加值的生产和配套外包。在龙头企业拓展市场或转型之际,可引导其主动延伸产品链和服务链条,提高外协配套率。让更多关联的中小企业参与其中,承担特定的生产和工艺流程,围绕龙头企业外溢的设计研发、粗加工、精加工、销售等经营活动,形成一条龙的系统合作,抱团发展。三是推动康复辅具行业出现点状突破,培育康复辅具细分领域的隐形冠军。

随着国家整体科技水平提高,不少前沿领域技术可以集中应用到康复辅具服务领域,如:外骨骼机器人可以应用到居家康复和医院早期运动康复训练,加速患者的康复进度;智能语音识别技术有助于和言语功能和听觉障碍的人交流;虚拟现实和增强现实技术或可以帮助自闭症儿童心理康复和有效学习交流。在政策层面上,需要鼓励创新型、创业型科技企业进入康复辅具产业,助力康复辅具细分市场发展,促进产业升级。

3. 拓展集群招商思路

促进产业集群发展需要相关部门机构招商引资,与大型制造业不同,康复辅具产业缺乏大集团企业,少量中小企业往往难以促进产业体系发展。有选择地招揽有利于产业集群发展的配套项目,以某个项目为主线有规划地产业配套,聚拢从生产至消费的更多环节,拉长产业链条,更有利于康复辅具的发展。例如:在致残的小众疾病杜氏肌营养不良(DMD)方面,全国病患规模不过几万人,且零散分布于各地,患者无法在发病地区就近获取专业医疗及康复服务,购置合适的康复辅具。能够提供DMD患者所需产品的企业也不可能为了服务DMD患者而

多地建立分支机构,这个小众市场就一直处于需求、供给都无法匹配的状态。如果可以依托一个产业园,打造 DMD 专业康复中心和服务基地,将全国有需求的 DMD 患者聚拢,围绕产业中心,提供匹配需求,其中包括引入 DMD 基因筛查测序企业、引入基因干预治疗企业、引入干细胞移植企业、引入专职的康复机构提供患者康复训练、引入专用器材生产商和专用康复轮椅验配机构、引入定制座椅的厂家、引入专用矫形器装配服务商,或许就能够形成一个稳定的产业集群。

4. 通过创新积累塑造产业集群发展后劲

康复辅具产业未来竞争格局是企业自主创新和技术厚度的竞争,市场需求的解决、人性化的美感设计、万物互联的数据应用、科技的含量、精良的加工工艺、亲民的适配互动服务,才能共塑产业集群发展的后劲。康复辅具的产业技术创新需要体系化建设。康复辅具市场存在共性技术问题,往往解决一类患者(如中风)的康复运动问题,就可以用到数十种康复方案,包括自助具、外骨骼机器人、电刺激设备、手足联动设备、镜像运动设备、助力运动辅具等。这些康复解决方案的技术规划、研发设计甚至是人才参与均无法由单一机构和企业承担,需要政府、企业、科研机构和相关教学教育学院共同参与。因此,在围绕企业的创新和应用配套上,需要构建产学研用相结合的产业集群技术创新体系,多措施并举,共推市场前景、技术含量、效益好的产品技术优先开发应用。科技创新转换需要政策保护和基础通道,包括建立产业投资基金,引导社会资本领域主动投资,保护专利和知识产权。根据康复辅具发展的行业特点和痛点,重点扶持致力于高附加值产品开发并有市场潜力的品牌产品。同时,康复辅具产业因为细分市场大、覆盖受众群体多、产品需求庞杂,完全可以依托现有行业协会或组织建立技术创新成果展示和交易的公共服务平台,提供康复辅具科技发展咨询服务,引导技术交流合作,助力科技成果转化,从而提高技术创新之于产业集群发展的贡献。

展望康复辅具发展的未来,要充分认识加快康复辅具科技产业发展的重要性和紧迫性,积极探索新的发展模式和途径,切实解决发展中存在的各种问题,加快我国康复辅具科技体系建设。重点围绕残障者生活自理、康复训练、康复评估等社会急需的研究方向,研发适合我国人体特征和生活习俗的康复辅具,攻克一批关键技术和共性技术,研发一批经济、实用的康复辅具设备或器械,大面积实现康复辅具产品的国产化,特别是面向广大弱势群体需求量大、经济实惠的中低端辅具产品,并实施"普惠通用康复辅具产品和研发高端产品并重"的发展战略。

6.5　我国康复辅助器具人才培养机制构建

6.5.1　我国康复辅助器具人才培养总体机制构建

发展壮大康复辅具标准化从业人员队伍,建设康复辅具标准化人才队伍,首先要有一定数量的人员参与康复辅具标准化工作。要想做到有质,首先要有量的基础。因此,发展壮大康复辅具标准化从业人员队伍是人才队伍建设的基础,要通过各种方式、各种途径来动员、组织、吸引一大批人员从事康复辅具标准化工作,比如:吸引更多的高校毕业生从事与康复辅具标准化相关的工作,吸引其他岗位的人员从事康复辅具标准化工作,采取措施从待遇等各方面留住康复辅具标准化工作人员等。

6.5.2 我国康复辅助器具从业人员现状

根据中国残疾人联合会数据中心的 2018 年度数据和中国残疾人事业发展统计公报数据中的统计数据(未包含香港特别行政区、澳门特别行政区和台湾省数据),2018 年年底,我国残联系统辅助器具残疾康复机构人员总量为 7 972 人。辅助器具残疾康复机构人员中,业务人员 3 537 人,管理人员 2 186 人。全国各省(市)来看,人员总量差别较大,人数最多的上海为 915 人,占总人数 11.48%,而海南仅为 16 人,占比 0.20%。全国平均每个辅助器具残疾康复机构人员数为 4.13 人,而最多 3 个省份分别为河南 7.81 人/机构(辅助器具残疾康复机构数量为 80 个)、北京 7.50 人/机构(辅助器具残疾康复机构数量为 8 个)和江苏的 7.03 人/机构(辅助器具残疾康复机构数量为 74 个);最少的 6 个省份均不超过 3 人/机构,分别为甘肃 2.85 人/机构(辅助器具残疾康复机构数量为 66 个)、贵州 2.76 人/机构(辅助器具残疾康复机构数量为 42 个)、新疆 2.49 人/机构(辅助器具残疾康复机构数量为 47 个)、宁夏 2.40 人/机构(辅助器具残疾康复机构数量为 10 个)、黑龙江 2.16 人/机构(辅助器具残疾康复机构数量为 61 个)、青海 1.93 人/机构(辅助器具残疾康复机构数量为 15 个)。

1. 辅助器具残疾康复机构人员总量相对不足

从总量上看,作为残疾人辅助器具残疾康复服务的主要提供者,残联系统辅助器具残疾康复机构人员在 2018 年尚不足 8 000 人。与此同时,我国约有 2500 万残疾人有辅助器具需求。我国有 758 万有辅助器具需求的持证残疾人和残疾儿童未得到基本的辅助器具服务(中国残联、国家卫生计生委、民政部、教育部、人力资源和社会保障部、国家质检总局联合印发《辅助器具推广和服务“十三五”实施方案》)。此外,随着社会经济的发展,残疾人生活质量不断提高,残疾人对自身所享受的辅助器具服务也不断地提出新的要求。结合前述统计资料中总人数的不足,特别是专业人员比例不足 50%,进一步说明目前我国供需不匹配层面面临着巨大的挑战。这一问题在短时间内难以彻底扭转,必将成为我国辅助器具康复事业发展的瓶颈。可能的原因一方面是高等院校辅助器具残疾康复相关专业毕业生数量不足,目前,我国仅有 30 余所院校开设康复辅助器具相关专业,涉及康复治疗技术、康复工程技术、临床工程技术、假肢与矫形技术、老年服务与管理(健康管理与老年关怀)、社区康复、医疗器械制造与维护、儿童康复等,但开设康复辅助器具技术专业的只有北京社会管理职业学院,因此人才供给十分匮乏;另一方面是包括辅助器具残疾康复服务在内的各类康复工作相关待遇和职业吸引力有待提高。

2. 辅助器具残疾康复机构人员结构有待优化

与康复机构其他类别人员中业务人员平均占比 65% 以上相比,辅助器具残疾康复机构人员中的业务人员占比仅为 45% 左右,与肢体残疾康复人员中业务人员占比 78% 以上相比,相差 30 多个百分点。由此可见,辅助器具残疾康复机构人员配置结构有待进一步优化。尽管统计数据中未明确解释业务人员内涵,但通常来说,业务人员是专门从事相关专业工作的人员,特别是随着康复辅助器具服务模式由过去商品销售模式到配发模式,再到评估适配模式转变,辅助器具残疾康复机构人员配置结构也将进一步细化。由于新时期综合的康复辅助器具服务中要包含"评、配、练、教、社"五个方面内容,相应的康复辅助器具服务专业人员队伍也应包含评估人员、适配人员和社工人员。由于统计数据库未对具体人员内涵进行阐释,推测还是与人才培养、专业化人才队伍的建设滞后有关系。

6.5.3　我国康复辅助器具人才培养标准机制与人才岗位规划机制构建

根据我国康复辅具标准化工作的实际情况,目前加强康复辅具标准化人才培养应主要以培训为主,在此基础上积极推动康复辅具标准化学科教育。

1. 积极推动康复辅具标准化学科教育

我国康复辅具业起步较晚,康复辅具教育发展还比较滞后,还没有形成独立的康复辅具教育学科,国家标准《学科分类与代码》(GB/T13745—2009)41660 生物医学工程学下设立了 4166030 康复工程学。目前,教育部批准了 16 所高校设立康复辅具相关专业。国家标准《学科分类与代码》中的 41050 为标准科学技术,又名标准学。目前,仅有中国计量大学等少数几所高校设立了标准化工程专业。在当前情况下,我们要立足现实,主要应在设有生物医学工程或康复工程专业、开设康复工程相关课程的学校或专业适当增加标准化的相关课程,使该专业的学生增加标准化知识的学习。

2. 加强康复辅具标准化培训

康复辅具标准化人才培训能够缓解康复辅具标准化学科教育的困境,是目前我国康复辅具标准化人才培养的主要途径。一是要丰富培训主体,可以由政府机关来举办,也可由有关的企事业单位或社会组织来举办,可以独立办学,也可合作办学。二是要强化培训师资,授课老师可以是政府机关从事康复辅具标准化管理的官员,可以是科研机构康复辅具标准化专家,也可以是生产企业、配置服务机构长期从事康复辅具标准化工作的、经验丰富的一线资深人员等。三是要充实培训内容,既要包括有关标准化的内容,又要有康复辅具的知识,既要有这两者各自的学科内容,还要把这两者紧密结合起来,使其成为一个相对独立的体系。四是要突出培训重点,重点培训康复辅具标准制修订人员、宣传人员、质量检测人员等直接从事康复辅具标准化工作的一线人员。

明确各级辅助器具机构的功能定位与岗位设置,建设康复辅具标准化人才队伍,要为他们合理设置有吸引力的工作岗位,"筑巢引凤",在康复辅具科研、设计、生产、销售、配置服务、宣传、监督等机构,在政府机关、企事业单位、社会组织、福利机构等凡是与康复辅具标准化直接或间接相关的机构或环节都可以设置康复辅具标准化岗,可以是专职的,也可以是兼职的。

6.5.4　我国康复辅助器具人才评价体系与激励体制构建

专业技术人才评价体系包含很多内容,但职称评价体系是其中主要也是非常重要的方面。多年的实践证明,科学合理的职称评价体系是激励专业技术人员努力提高自身专业水平,进而提高其职业活动效率与水平的有效制度。从事康复辅具标准化工作的人员,从标准化方面走工程系列晋升职称难度较大,几乎没有人从该渠道晋升职称,大多数人员职称晋升从康复辅具方面考虑走机械工程等系列。2017年,民政部设立工程系列(康复)高级专业技术职务任职资格评审委员会,拓宽了该领域职称晋升的渠道。从康复辅具标准化人才队伍发展的长远来说,我们还要不断丰富完善该领域人才职称晋升等评价体系,尤其是职称评价体系。

康复辅具标准化工作是一项复杂劳动,要求从业人员既要有康复辅具方面的专业背景,又要具有标准化方面的专业知识,对专业人员的素质要求、实践经验要求较高,该岗位从业人员应该有较高的薪酬待遇等。新时期,我国经济社会有了更大发展,社会整体的人力资源成本也有较大幅度提高,康复辅具标准化工作人才的薪酬待遇也要相应提高,至少应该不低于相应专业技术人员的平均水平,在职务调整、职称晋升、荣誉奖励等方面应注重向高层次人才倾斜,加大对做出突出成绩的康复辅具标准化人才的奖励力度。

参考文献

[1] 赵燕潮.中国残联发布我国最新残疾人口数据：全国残疾人口逾 8 500 万[J].中国残疾人，2012(4)：20.

[2] 李友民.我国残疾人服务体系的问题与对策[J].成都行政学院学报,2010,(5)：77-81.

[3] 2014 年中国残疾人事业发展统计公报[R].中国残疾人联合会.2014.

[4] Rothman. J. C. 残疾人社会工作[M].曾守锤,张坤,等,译.上海：华东理工大学出版社,2008.23.

[5] 李欣,邱卓英,杨剑,等.康复 2030：扩大康复规模以满足日益增长的康复需求[J].中国康复理论与实践,2017,23(4)：380-384.

[6] 王珏,邱卓英.中国残疾人康复需求分析与发展研究[M].北京：华夏出版社,2008.

[7] 高雪.积极福利视角下残疾人社区康复服务问题探析[D].山东：山东大学,2017.

[8] 张海迪.残疾人事业的当代价值[N].光明日报,2016-05-17.

[9] Rachel, Adams. Disability Studies Now[J]. American Literary History,2013,25(2).

[10] 庞文,张蜀缘.中国残疾人社会保障制度的演进：1978-2017[J].残疾人研究,2018,(02)：3-13.

[11] 陶慧芬,江传曾,唐利娟.中国特色残疾人康复事业发展道路探析[J].残疾人研究,2018(02)：21-29.

[12] 崔宝琛.残疾人康复服务现状分析与发展思考[J].未来与发展,2017(3)：52-57

[13] 邱卓英,李欣,李沁燚,等.中国残疾人康复需求与发展研究[J].中国康复理论与实践,2017,23(08)：869-874.

[14] William G. Johnson. The Future of Disability Policy：Benefit Payments or Civil Rights? [J]. Annals of the American Academy of Political and Social Science,1997,549(1).

[15] 朱图陵,金德闻.辅助器具与辅助技术[J].中国康复医学杂志,2006,21(3)：252-254.

[16] 陈振声.中国残疾人辅助器具服务体系的构建[J].中国康复理论与实践,2011,17(6)：583-585.

[17] 中华人民共和国国家质量监督检验检疫总局,中国国家标准化管理委员会.GB/T16432-2004 残疾人辅助器具分类和术语[S].2004-06-11.

[18] 朱图陵.残疾人辅助器具基础与应用[M].北京：求真出版社,2010：4-5.

[19] 董理权.构建辅助器具适配体系探讨[J].残疾人研究,2014(2)：18-21.

[20] 孙先德.构建辅助器具适配服务体系推动残疾人事业全面发展[J].中国康复理论与实践,2012,18(11)：1001-1003.

[21] 中华人民共和国国务院.国务院关于加快推进残疾人小康进程的意见[A].国发〔2015〕7 号.2015-01-20.

[22] 卓大宏,贝维斯,李建军.中国社区康复的现状、面临的挑战和发展趋势[J].中国康复医学杂志,2015,30(7):635-639.

[23] 第二次全国残疾人抽样调查领导小组.2006年第二次全国残疾人抽样调查主要数据公报(第一号).2006年全国第二次残疾人抽样调查数据汇总.[EB/OL].http://www.gov.cn/fwxx/cjr/content_1308385.htm

[24] 罗椅民,师昉,纪树荣.老年辅助器具与辅助技术在养老康复中的应用进展[J].中国康复医学杂志,2014-2.

[25] 杨立雄,李晞.中国残疾人辅助器具政策研究[J].残疾人研究,2018(1):9.

[26] 边丽,许家成,郑俭,等.国外残疾人康复立法研究[J].残疾人研究,2012(4):5.

[27] 徐依依.上海市残疾人康复服务政策体系框架研究[D].复旦大学,2009.

[28] 张帆.苏州市残疾人康复服务体系建设研究[D].苏州大学,2015.

[29] 魏晨婧,李高峰,何艳,等.日本辅助器具社会保障政策研究[J].中国康复理论与实践,2021,27(8):8.

[30] 杨思创,汤修齐,邱服冰,等.国际辅助技术服务的政策架构,核心内容和发展研究[J].中国康复理论与实践,2021,27(9):1006-1016.

[31] 罗椅民,师昉.建立全覆盖、专业化、网络化、可持续、促发展的辅助器具服务体系——北京市残疾人辅助器具服务管理模式[C]//北京国际康复论坛.2012.

[32] 邹华,樊瑜波.康复辅助器具配置模式比较研究[J].社会政策研究,2019(1):13.

[33] 宗铮.北京市基层残疾人辅助器具服务队伍建设现状与对策研究[D].吉林大学,2015.

[34] 艾靓,路蕊萌,吉成霖,等.英国北爱尔兰地区残疾人就业服务体系的政策经验及对我国的启示[J].天津师范大学学报:社会科学版,2021(4):6.

[35] 方新,李高峰,熊宝林,等.康复辅助器具服务模式与人才队伍建设[J].中国康复医学杂志,2018,33(2):4.

[36] 胡凡.康复辅助器具综合服务模式与人才队伍建设[J].智能计算机与应用,2020,10(6):2.

[37] 李衡,季敏,陈万春,等.上海市残疾人辅助器具服务机构人力配置现状分析[J].医学与社会,2012,25(12):3.

[38] 郑凌.H省残障人康复辅助器具产业政策支持问题研究[D].湖北工业大学,2020.DOI:10.27131/d.cnki.ghugc.2020.000596.

[39] 阮剑华,郭瑾,陶健婷.国内外残疾人辅助器具服务模式的对比与启示[C]//北京国际康复论坛.2012.

[40] 王保华.瑞典冰岛残疾人辅助器具服务考察[J].残疾人研究,2011(3):3.

[41] 黄微.残障人康复辅助器具适配行业人力资源管理的问题与改进[J].人才资源开发,2020(6):2.

[42] 李晞,吴小高.我国残疾人辅助器具服务工作的现状及展望[J].残疾人研究,2016(3):5.

[43] 石萍,喻洪流.国内外康复辅助器具支付体系状况和比较[J].产业科技创新,2020(17):5.

[44] 李淑贞(Shwn-JenLee).日本介护保险辅具给付及支付制度与借镜[J].长期照护杂志,2018,22(2):85-100.

[45] 李立峰,杨靖.农村康复辅具供应体系和支付标准模式研究[C]//第三届北京国际康复论坛.

[46] 朱坤,栗成强.残疾人辅助器具筹资的国际经验与启示[J].中国康复理论与实践,2011,17(11):3.

[47] 何川.详解北美辅具服务专业人员认证体系[J].中国残疾人,2014(7):3.

[48] 李明杰.中国康复辅具标准化人才队伍建设的思考[J].中国标准化,2020(11):4.

[49] 章小霞,郑俭.美国残疾人辅助技术服务专业人员的资格考核对我国的启示[J].中国康复理论与实践,2010,16(11):2.

[50] 董理权,任丹丹.我国辅助器具服务专业人员职业化建设的认识与思考[J].中国康复医学杂志,2021,36(2):4.

[51] 王荣光.康复辅助器具人才培养探索[J].教育现代化,2018(3):30-31.

[52] 徐祖义.我国假肢矫形器行业人才需求与培养的探讨[J].管理观察,2009(9):2.

[53] 肖源.南京市残疾人辅助器具辅助技术专业服务人才现状的调查研究[J].科教文汇,2012(16):2.

[54] 郑俭.中美高校残疾人辅助技术高等教育调查与比较研究[J].中国康复理论与实践,2007,13(10):3.

[55] 郑俭,许晓鸣.美国高等教育中残疾人辅助技术专业设置及启示[J].中国康复理论与实践,2019(10).

[56] 谢甘霖,董理权,刘志红,等.中国康复辅助技术咨询师职业技能标准的构建[J].中国康复理论与实践,2021,27(9):8.

[57] 方新.台湾地区辅助器具服务[J].中国康复理论与实践,2016,22(9):1094-1096.

[58] 田中理.日本与辅助器具相关的法律制度及供给系统[J].中国康复理论与实践,2007(4):317-318.

[59] 余可根.南京市:聚集政策优势合力助推康复辅助器具产业快速发展——解读南京市《关于加快发展康复辅助器具产业的实施意见》[J].社会福利,2018(8):25-26.

[60] 谢甘霖,董理权,刘志红,等.中国康复辅助技术咨询师职业技能标准的构建[J].中国康复理论与实践,2021,27(9):1024-1031.

[61] 方闻达.四川省攀枝花市:打造特色鲜明的钛材康复辅助器具生产基地[J].中国民政,2021(16):30.

[62] 钟赋春,陶健婷,郭瑾,等.珠三角地区辅助器具服务提供组织运营的困难及应对方式研究[J].中国管理信息化,2021,24(20):160-162.

[63] 上海市人民政府关于加快发展康复辅助器具产业的实施意见[J].上海市人民政府公报,2017(19):9-13.

[64] 曾凡明,文玉莲,唐艳军.突出特色提升水平加快发展康复辅助器具产业——解读《广西壮族自治区人民政府关于加快发展康复辅助器具产业的实施意见》[J].社会福利,2017

(10):20-21.

[65] 吉林省人民政府关于加快发展康复辅助器具产业的实施意见[J].吉林省人民政府公报,2018(1):40-44.

[66] 熊宝林,赖卿,管思聪.我国辅助器具租赁服务相关政策研究[J].中国康复理论与实践,2021,27(9):1032-1037.

[67] 广东省人力资源和社会保障厅关于印发广东省工伤保险辅助器具配置目录及最高支付限额(2021年版)的通知[J].广东省人民政府公报,2021(11):38-40.

[68] COOK A M,POLGAR J M,ENCARNACAO P. Assistive Technologies:E-Book Principles and Practice [M]. 5th ed. St.Louis:Mosby Elsevier,2020:44-45.

[69] 梅哲,孙晓红.上海市康复辅助器具租赁服务的现状、问题与建议[J].中国民政,2021(06):38-41.

[70] 工伤保险辅助器具配置管理办法[J].中华人民共和国国务院公报,2016(14):64-67.

[71] 张绍华,东升.司法实践中的残疾辅助器具费研究[J].江苏经贸职业技术学院学报,2013(06):41-44.DOI:10.16335/j.cnki.issn1672-2604.2013.06.009.

[72] 《关于印发〈上海市工伤保险辅助器具配置管理实施办法〉的通知》的政策解读[J].上海市人民政府公报,2020(2):18-20.

[73] 四川省财政厅、四川省发展和改革委员会等12部门关于印发《四川省加快推进康复辅助器具产业发展支持政策》的通知[J].四川省人民政府公报,2019(21):9-12.

[74] 青海省人民政府办公厅关于加快发展康复辅助器具产业的实施意见[J].青海政报,2017(18):16-18.

[75] 四川省人民政府关于加快康复辅助器具产业发展的实施意见[J].四川省人民政府公报,2017(16):14-16.

[76] 王宏.将残疾人辅助器具服务纳入社会保障体系[J].中国康复理论与实践,2012,18(03):208-210.

[77] 高峰,张晓龙,赖卿,等.康复辅助器具技术专业建设的探索与实践[J].中国康复医学杂志,2019,34(07):835-838.

[78] 李明杰.中国康复辅具标准化人才队伍建设的思考[J].中国标准化,2020(11):113-116.

[79] 王丽红.探究基层残疾人辅助器具服务队伍建设现状[J].现代经济信息,2019(23):31-32.

[80] 何胜晓.残疾人辅助器具与技术专业人才需求分析[J].科教文汇(下旬刊),2009(11):286.

[81] 陈光.浅谈我国辅助器具科研工作未来发展[J].中国康复理论与实践,2012,18(3):201-203.

[82] 王文香.残疾人康复服务网络构建研究[D].浙江师范大学,2010.

[83] 胡务.残疾人职业康复体系研究[M].成都:西南财经大学出版社,2017.

[84] 中国特色残疾人事业研讨会暨第八届中国残疾人事业发展论坛论文集[C].武汉大学,2014.11.

［85］曹跃进,陈森斌.我国残疾人康复组织体系研究[J].残疾人研究,2014,2.

［86］李令岭,刘垚,敖丽娟.我国残疾人社区康复存在的问题与发展探讨[J].中国康复医学杂志,2017,32.

［87］胡向阳.依法推进残疾预防与残疾人康复事业[J].中国康复理论与实践,2017,2.

［88］张金明.中国残疾人社区康复30年回顾与展望[J].中国康复理论与实践,2017,11.

［89］朱图陵,金德闻.辅助器具与辅助技术[J].中国康复医学杂志,2006,21(3):252-254.

［90］张金明.青年肢体残疾人全面康复需求现状调查[J].中国社会医学杂志,2014,31(2):140-142.

［91］中国残疾人联合会.残疾人社会保障体系和服务体系建设学习读本[M].北京:华夏出版社,2010:24-38.

［92］世界卫生组织.世卫组织重点辅助器具清单[EB/OL].[2021-06-12].https://apps.who.int/iris/bitstream/handle/10665/207694/WHO_EMP_PHI_2016.01_chi.pdf?sequence=3&isAl-lowed=y

［93］宋毓,季敏,毕琪,等.上海市辅助器具适配对残疾人生活质量的影响分析[J].中国康复理论与实践,2015,21(10):1238-1240.

［94］舒彬,杨志金,李香平,等.重庆市残疾人辅助器具需求分析[J].中国康复医学杂志,2010,25(8):768-771.

［95］朱图陵.康复工程与辅助技术的基本概念与展望[J].中国康复理论与实践,2017,23(11):1330-1335.

［96］习近平.把人民健康放在优先发展战略地位[N].人民日报,2016-08-21.

［97］李欣,刘冯伯,邱卓英,等.河南省农村肢体残疾人康复需求与服务发展研究[J].中国康复理论与实践,2017,23(8):879-882.

［98］薛敏,俞岑妍,罗莉.闸北区残疾人辅助器具组合适配项目效果评价[J].中国康复理论与实践,2013,19(5):485-488.

［99］朱图陵,范佳进,张翔.基于现代残疾观ICF和WRD认识辅助器具[J].中国康复,2013,28(6):471-473.

［100］郑瑜,党英杰,荣默仪.无锡市残疾人康复需求调查[J].中国康复理论与实践,2010,16(6):596.

［101］施继良,桑德春,彭虹,等.北京市肢体残疾人康复需求分析[J].中国康复理论与实践,2008,14(9):886-888.

［102］童辉杰,宋丹.我国家庭结构的特点与发展趋势分析[J].深圳大学学报(人文社会科学版),2016,33(4):118-123,149.

［103］井淇,高倩倩,蔡伟芹,等.我国残联系统辅助器具残疾康复机构人员配置分析[J].医学与社会,2021,34(1):10-13,19.

［104］徐建中.建构残疾人福利格局发展残疾人福利事业[J].社会福利,2014,(8):18-19.

［105］姚进忠、陈丽清.需要为本:残疾人社会工作实践模式研究[J].中国社会工作研究第十三辑,2016.

[106] 沈晓军,张晓玉. 我国康复辅具发展概况[J]. 中国医疗设备,2009,24(12):1-4.

[107] 董理权,李晞,徐进,等. "互联网＋"智能化辅助器具评估与适配服务体系构建研究[J]. 中国康复理论与实践,2019,25(6):724-728.

[108] 中国残疾人辅助器具中心. 辅助器具[EB/OL]. [2021-05-03]. http://www.tocpad. com/product/product-sample.

[109] 张海迪. 康复是残疾人小康最迫切需求——张海迪委员在"两会"福利保障界小组会议上的发言.[EB/OL].[2016-03-09]http://www.cdpf.org.cn/.

[110] 谢甘霖,董理权,刘志红,等. 中国康复辅助技术咨询师职业技能标准的构建[J]. 中国康复理论与实践,2021,27(9):8.

[111] 董理权,吴小高,任伟华,等. 我国落实世卫组织《增进获得辅助技术决议》的基础与路径[J]. 残疾人研究,2019(2):5.

[112] 杨思创,汤修齐,邱服冰,等. 国际辅助技术服务的政策架构、核心内容和发展研究[J]. 中国康复理论与实践 2021,27(9):1006-1016.